BIEN DANS SON SLIP

Un urologue vous déballe tout !

VOLKER WITTKAMP

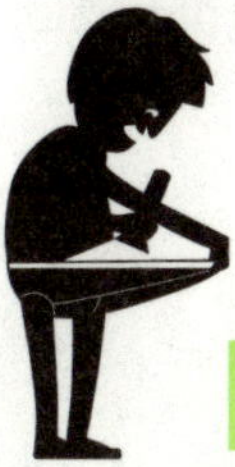

BIEN DANS SON SLIP

Un urologue vous déballe tout !

Document

Traduit de l'allemand
par Corinna Gepner
et avec les illustrations
de Martina Frank

PRESSES DE LA CITÉ

Titre original : ***Fit im Schritt. Wissenswertes vom Urologen***
L'édition originale de cet ouvrage a paru aux éditions Piper, Munich, Berlin, Zurich.

ISBN 978-2-258-14496-5
Dépôt légal : septembre 2017

Presses de la Cité | un département **place des éditeurs**

place des éditeurs

À grand-père Josef

SOMMAIRE

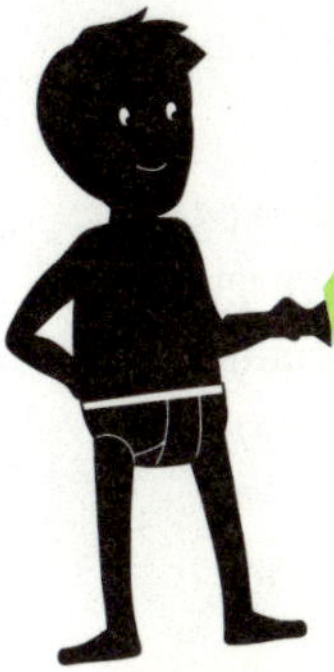

INTRODUCTION

Un samedi soir. Chez des gens que je ne connais que de loin, comme la plupart des autres convives. Je me détends dans la vaste cuisine-salle à manger. Parler de la pluie et du beau temps avec de parfaits inconnus n'a jamais été mon fort, à moins d'avoir bu un petit verre.

En pareil cas, la conversation s'amorce généralement par une question classique : « Et toi, qu'est-ce que tu fais dans la vie ? » À quoi je réponds en toute sincérité que je suis médecin.

Cela provoque souvent une certaine surprise, parce que j'ai l'air plutôt jeune. Il faut dire que je n'étais pas vraiment en tête de liste quand Dieu a distribué les poils au menton…

Après une brève approbation – c'est vraiment cool d'être médecin, on doit apprendre un tas de choses par cœur, non ? – vient la question délicate, celle de la spécialité.

« Urologue ! »

Deux lettres de plus et j'étais neurologue. Et de là il n'y avait qu'un pas jusqu'au séduisant Dr Dreamy de *Grey's Anatomy*, le neurochirurgien à la super coupe de cheveux. Mais non, u-ro-logue !

Le visage de mon interlocuteur trahit un mélange de stupeur et d'effroi. Et, éventuellement, une curiosité non dénuée de perversité : génial, on va entendre quelques histoires bien croustillantes.

Les gens se disent sans doute : « Le pauvre, non seulement il a l'air d'un gamin, mais en plus il a dû arriver bon dernier au moment où il fallait choisir sa spécialité. »

À l'inverse de l'Allemagne, en France ce sont les notes qui décident de la spécialité à laquelle on aura accès. Les meilleurs deviennent neurochirurgiens à Paris, les cancres, proctologues chez les Ch'tis.

« Il n'est pas proctologue, c'est déjà ça », se dit mon vis-à-vis, et il me demande pourquoi je suis devenu urologue, j'ai pourtant l'air d'un gentil garçon !

Mon bac en poche, je voulais me diriger vers un métier qui me permette d'être dans le concret. Comment est-ce que j'en suis venu à la médecine, je ne sais plus trop. Mais j'avais toujours trouvé les hôpitaux intéressants, et le jour où je me suis baladé avec un bras dans le plâtre après m'être blessé au foot en classe de cinquième, je me suis senti fier comme Artaban. Mes notes au bac m'ont permis d'entrer de justesse à l'université de Bonn. À l'heure actuelle, les futurs étudiants en médecine doivent patienter vingt semestres en attendant qu'une place se libère.

Pour financer mes études, j'ai été DJ indé dans un bar, j'ai vendu du vin, bossé en salle d'opération. Très vite, j'ai commencé à faire des stages en urologie pendant mes vacances. Ma copine de l'époque m'avait assuré que j'étais fait pour ce job. Ah bon… Eh bien, contre toute attente, ce boulot m'a vraiment plu ; aussi, quand on m'interroge, j'ai tendance à répondre : « C'est un petit domaine de spécialité, mais il permet d'effectuer de nombreuses opérations, parfois relativement importantes ; plus tard, j'ai pu ouvrir un cabinet dans de bonnes conditions. Non, on ne voit pas que des vieillards, il y a aussi des femmes, et même des femmes jeunes. Et puis les urologues sont connus pour avoir un sacré sens de l'humour ! »

Arrivé à ce stade de la conversation, j'ai enfin convaincu mon interlocuteur. En tout cas, le flot de questions se tarit.

En réalité, je me suis probablement trouvé au bon endroit au bon moment. Oui, c'est ça. Quoi qu'il en soit, je n'ai jamais regretté ma décision. OK, parfois ça ne sent pas très bon. L'avantage, c'est qu'une infection des voies urinaires peut se diagnostiquer les yeux fermés. C'est une économie de temps et d'argent.

J'ai écrit ce livre pour pouvoir en brandir un exemplaire signé la prochaine fois qu'on m'interrogera sur mon métier et pour vous familiariser avec l'urologie (ne vous inquiétez pas, les livres n'ont pas encore d'odeur !). Ce n'est pas un manuel et il n'a pas vocation à fournir un exposé exhaustif, mais il offre un aperçu de cette vaste branche de la médecine et du corps et aidera peut-être certains d'entre vous à surmonter leur honte et à consulter. Et puis, je vous l'ai dit, les urologues sont souvent très drôles.

Au cours de mes cinq années d'internat dans une clinique urologique de moyenne importance, j'ai vu beaucoup de choses amusantes – parfois tristes, aussi. Pour m'aider dans la rédaction de ce livre, j'ai discuté avec des collègues, des amis et des hommes d'un certain âge, je me suis documenté, j'ai traîné sur des forums. J'ai quitté mon emploi et dit à ma mère que j'allais enfin écrire ma thèse. En tout cas, cela m'a servi pour réussir à l'examen. Le résultat est là, et j'espère qu'il vous divertira !

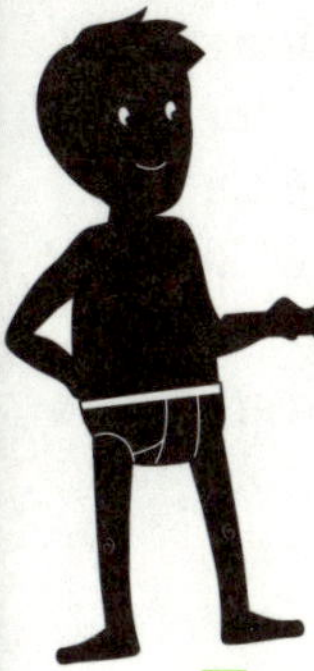

DIRECTION L'UROLOGUE

La quasi-totalité des organes et des parties du corps qui entrent dans le champ de l'urologie est située le long des voies d'évacuation de l'urine et du sperme.

Commençons par l'urine. Comme on le sait, chaque être humain produit et élimine de l'urine – y compris les dictateurs nord-coréens. La légende – ou la propagande – voudrait, en effet, que les Kim n'aient pas besoin d'éliminer quoi que ce soit, ni urine ni selles. Explication : ils brûlent l'intégralité de leur énergie pour accomplir leurs admirables hauts faits, à savoir composer des opéras, apprendre à courir à l'âge de trois semaines ou envoyer la balle dans onze trous d'affilée en un seul coup lors de leurs premiers essais de golf.

Chez les êtres normaux, hommes et femmes, l'urine se forme dans les reins. En règle générale, nous en avons deux, un de chaque côté du corps. Au sortir des reins, l'urine traverse l'uretère – à ne pas confondre avec l'urètre – jusqu'à la vessie. Là, elle attend qu'il se soit accumulé suffisamment de liquide pour qu'il vaille la peine d'aller aux toilettes. Quand on atteint quatre cents à cinq cents millilitres, la vessie envoie un signal au cerveau. Si tous les deux sont en accord, le voyage peut se poursuivre. Chez la femme, l'urètre mesure entre deux et quatre centimètres. Chez l'homme, l'urine doit passer par le toboggan plus ou moins long qui lui est accolé pour pouvoir sortir. Dans un premier temps, nous allons prendre temporairement congé de la femme pour nous intéresser à la production de la semence.

Les spermatozoïdes se forment dans les testicules avant de gagner l'épididyme, où ils achèvent leur maturation. Ils n'ont pas besoin de douze mois dans un tonneau, comme pour un bon rioja, il leur faut juste entre huit et dix-sept jours – sans tonneau. Les spermatozoïdes qui quittent l'épididyme au cours d'un orgasme ne constituent d'ailleurs que trois pour cent de ce qui est éjaculé ensuite, c'est-à-dire de ce qui sort par-devant. Le reste consiste en sécrétions issues des vésicules séminales et de la prostate et contient des substances permettant aux spermatozoïdes de survivre en dehors du corps et de conserver une fonction reproductrice. Dès lors, le sperme éjaculé par un homme stérile ne se distingue en rien, au plan visuel et quantitatif, de celui d'un homme fertile. Mais nous y reviendrons. Une fois arrivés dans la prostate, située juste en dessous de la vessie et entourant l'urètre, l'urine et le sperme empruntent ce dernier pour sortir. Ce chemin est nettement plus long que chez la femme, ce qui est très important en cas d'infection urinaire.

Voici les organes féminins qui intéressent l'urologue :

- reins
- uretère
- vessie
- urètre
- seins (euh, non, malheureusement pas)

Chez l'homme, on ajoutera :

- testicules
- épididyme
- vésicules séminales
- prostate
- pénis

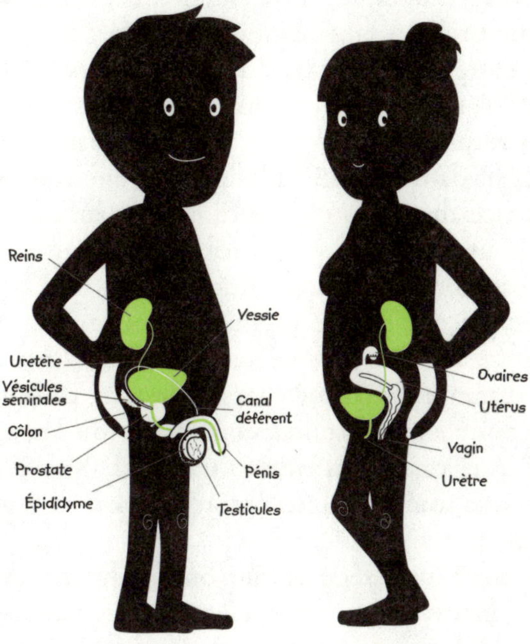

Chacun des organe énuméré est susceptible d'être infecté par des bactéries ou des virus. Il peut aussi y avoir des cailloux qui se forment dans les reins et bouchent l'uretère. Et, malheureusement, tous ces organes peuvent aussi être le siège de tumeurs malignes ou se trouver congénitalement limités dans leurs fonctions. Comme vous le voyez, il existe de nombreuses raisons pour lesquelles on peut un jour avoir besoin de consulter un urologue.

Que faites-vous concrètement quand vous ressentez un pincement dans les testicules, une douleur dans les reins ou que votre jet d'urine faiblit ? Comment trouve-t-on un urologue ? Et, tant qu'à faire, un bon urologue ?

La voie classique reste le médecin de famille, l'homme-orchestre, celui qui dispatche. Il représente le lien entre le spécialiste et le patient, c'est à lui qu'il revient d'établir si telle douleur ressentie « dans les reins » résulte d'une contraction musculaire ou si ce pincement dans les testicules nécessite une consultation en urgence chez un urologue. Si l'on est sûr de son cas, on peut aussi s'y rendre directement.

On est alors face à deux problèmes.

Commençons par le premier : trouver un cabinet approprié. Là, on a généralement recours à Internet : à quelle distance est-il situé ? Puis-je profiter de la consultation pour aller faire des courses ou du shopping ? Est-ce que je connais quelqu'un qui habite à proximité et qui pourrait me réconforter en cas de mauvaise nouvelle ?

Si le cabinet possède un site, on y trouvera des informations intéressantes, notamment sur les traitements et les signes cliniques des diverses affections. Des photos de l'équipe et des médecins traitants accompagnées de leurs CV permettent de se faire une première idée. Eh oui, m'man, la thèse, ça sert !

Après quoi on survole les commentaires d'évaluation : « Au plaisir de vous revoir ! », « Traitement rapide… cinq étoiles », « Super urologue ! » – et on prend son téléphone. Même démarche quand on cherche un hôpital pour une opération. Dans ce cas, l'urologue traitant vous aide généralement à choisir l'établissement ou vous donne des tuyaux utiles. En cas d'urgence – une colique néphrétique, par exemple –, c'est la distance qui décide.

Le second problème apparaît quand on vous dit au téléphone qu'il faut compter deux mois d'attente, à moins qu'il ne s'agisse d'une urgence. Il ne reste plus qu'à reprendre son bâton de pèlerin. Si on parvient à décrocher un rendez-vous, autre question : que doit-on apporter ?

Les patients aiment beaucoup venir avec un récipient contenant, par exemple, un échantillon d'urine rougeâtre. En ce domaine, les pots de confiture et les bocaux de cornichons ont fait leurs preuves. J'aurais tendance à déconseiller cette pratique pour des raisons d'hygiène. Le cabinet doit pouvoir fournir des récipients stériles pour la collecte d'urines. Sinon, changez-en. Et ne vous inquiétez pas : si votre nouvel échantillon ne montre plus de trace de sang, l'urologue vous croira quand même.

Le plus important, c'est de venir avec le corps dans lequel se trouve l'organe affecté. Et, dans la mesure du possible, avec sa carte de mala… hum, de santé, la liste des médicaments que l'on prend régulièrement et un peu de disponibilité. Si on a déjà « lu » *Gala* et *Marie Claire* chez le coiffeur et vu les reproductions de Miró chez le généraliste, il faudra prévoir de la lecture pour la salle d'attente. Ce livre, par exemple.

En général, les résultats du traitement ne se font pas immédiatement sentir. Il faut parfois du temps pour qu'une thérapie ou un médicament agisse. Quoi qu'il en soit, la question à se poser est la suivante : le médecin était-il aimable et compétent, m'a-t-il pris au sérieux ? S'il s'agit d'une consultation unique, c'est moins important, à condition toutefois que votre problème ait reçu le traitement adéquat. Comme dans un coup d'un soir...

Mais si vous êtes en quête d'une relation urologique durable, tenez compte de l'alchimie qui se produira entre vous et le médecin – toujours dans le cas, bien sûr, où le traitement s'est révélé efficace.

En attendant, repensez tranquillement à la façon dont la consultation s'est déroulée et, le cas échéant, postez une appréciation favorable sur le site concerné.

LE PÉNIS

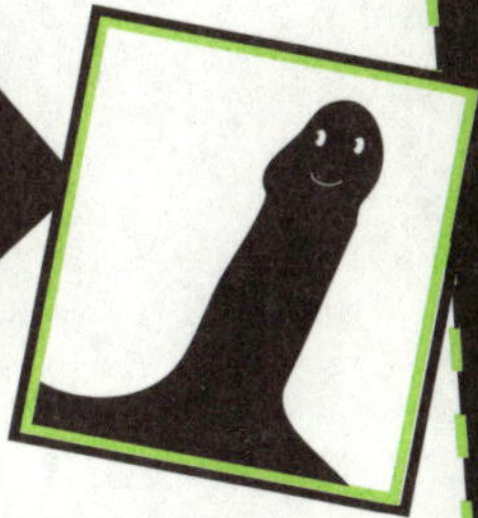

Nom : Pénis

Taille : 7-48 (!) cm

Couleur : Chair

Poids : À vide ?

Profession : Élimination de l'urine et reproduction

Hobbys : Mythes et capes imperméables

Aliments préférés : Aubergines, courgettes, cornichons

Situation de famille : Célibataire

Meilleurs amis : Petites pilules bleues

Pas trop mon truc : Le froid

Film préféré : C'est moi le chef !

Chanson préférée : Debout, les gars !

Emoji préféré : 

Devise : Ce qui ne te tue pas te rend plus fort.

Dernièrement, je parlais de ce livre avec mon frère dans un bar *soul* de Berlin. Deux jeunes dames se sont immiscées dans la conversation. L'une d'elles affirmait qu'il n'y avait pas de terme approprié pour désigner le sexe masculin. Ils étaient tous soit grivois, vulgaires ou techniques (queue, bite, pine, zob, biroute, membre viril), soit bêtifiants (zizi, quéquette, popaul, petit Jésus, petit oiseau).

À mon sens, il faut simplement adapter la nomenclature pénienne à la situation. Imaginez-vous avec votre fils de quatre ans dans des toilettes publiques – lui, devant un de ces charmants urinoirs suspendus à mi-hauteur – en train de lui conseiller de bien secouer sa bite quand il aura fini. Ce serait tout aussi bizarre qu'un homme adulte parlant à une femme de sa quéquette pendant les préliminaires. Pour ma part, les termes *pénis* et *membre* me conviennent tout à fait, que ce soit professionnellement ou en privé. Cela dit, je me garde une certaine marge de manœuvre pour les occasions spéciales. Dans un contexte intime, s'entend.

En plus de cette diversité d'appellations, cet organe bénéficie comme nul autre d'une longue histoire tissée de mythes. Il est présent dans les beaux-arts, où il symbolise la fertilité et la virilité, généralement en érection – c'est le phallus. De nombreux pays asiatiques se servent même de pénis d'animaux pour fabriquer des poudres et des plats censés accroître la puissance sexuelle et la fertilité. « Une 83, la soupe de pénis de tigre, à emporter, s'il vous plaît. » Ces pratiques sont dépourvues de tout fondement scientifique. En revanche, il existe de nombreuses études sur la taille du pénis, un sujet qui préoccupe beaucoup d'hommes. D'autres encore s'intéressent à ce que les femmes jugent le plus important dans le membre viril. D'après une étude suisse[1], ce serait « l'apparence générale », c'est-à-dire l'impression d'ensemble, suivie immédiatement de « l'apparence de la pilosité pubienne ». Bon à savoir, il n'est pas besoin de beaucoup d'efforts pour produire de l'effet : coupe courte, rasage, figures géométriques, tout est possible. La « qualité de la peau » et la « largeur du pénis » se partagent la troisième place. La largeur puis la « forme du gland », à la cinquième place, sont des paramètres difficilement modifiables. La longueur, objet de tant de débats, ne vient qu'en sixième. On précisera que les participantes n'avaient à leur disposition que des photos, le toucher ne faisait pas partie du protocole, mais toutes avaient de l'expérience en matière sexuelle. À la septième place, « l'aspect esthétique des bourses », et pour finir « le méat ». Cette étude avait une visée médicale, car les pénis concernés souffraient d'une malformation congénitale, le méat urétral se situant sur la face inférieure de la verge et non à son extrémité – c'est ce qu'on appelle « l'hypospadias ». Il y avait des pénis traités par voie chirurgicale et des spécimens sains. Les médecins avaient donc fait du bon travail. Quoi qu'il en soit, cette étude corrobore le résultat de mes recherches personnelles : les femmes se soucient beaucoup moins de la longueur du pénis que les hommes ne le pensent, le craignent ou ne l'espèrent. Et maintenant, venons-en aux faits : partout dans le monde, la taille moyenne d'un pénis en érection tourne autour de 13,12 centimètres[2].

Alors, déjà de retour ? N'oubliez pas de vous laver les mains. Quand la verge fait moins de sept centimètres en érection, on parle de micropénis. Mais revenons à nos moutons…

La longueur maximale connue, à savoir quarante-huit centimètres, n'a rien d'un cadeau. Il est probable qu'un pénis de cette taille ne puisse même plus remplir les tâches prévues par la nature : c'est l'organe sexuel externe de l'homme et il sert en premier lieu à la reproduction. Que cet acte s'accompagne de plaisir n'est pas tout à fait étranger à Mère Nature. Par ailleurs, le pénis est parcouru par l'urètre, qui joue un rôle essentiel dans la vidange de la vessie. Ce qui n'est qu'en partie exact : une malformation de l'urètre – dans certains cas graves, l'ouverture est située près des bourses – n'empêche pas une évacuation relativement normale de l'urine. Mais alors, on doit uriner en position assise.

Pour comprendre ce qui se passe à l'intérieur et autour du pénis, revenons-en à l'anatomie. Extérieurement, tout est assez simple. À l'extrémité du corps du pénis se trouve le gland, lui-même enveloppé d'un repli de peau, le prépuce. Un certain nombre d'hommes ont sous le gland de petites excroissances semblables à des boutons, la « couronne perlée », qui sont totalement bénignes.

Quand on examine le pénis en coupe transversale, les choses deviennent un peu plus compliquées. Il offre alors une certaine ressemblance avec un smiley « alien » un peu triste.

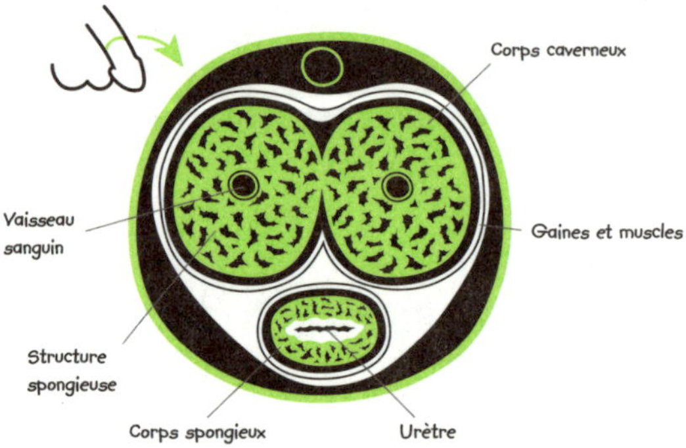

Les corps caverneux (*corpora cavernosa*) représentent les yeux. Les artères – essentielles pour l'érection –, les pupilles. Et l'urètre, qui est enveloppé par un troisième corps érectile, le corps spongieux (*corpus spongiosum*), la bouche. C'est ce corps qui constitue le gland, situé à l'extrémité du pénis et qui se gonfle aussi lors de l'érection. Les corps érectiles sont structurés comme des éponges. Il suffit d'avoir vu quelques épisodes du dessin animé *Bob l'éponge* pour se faire une idée de leur aspect. Ils sont enveloppés d'une gaine musculaire et de plusieurs couches solides de tissu conjonctif qui supportent une pression énorme au moment de l'érection.

Nous reviendrons plus tard sur les problèmes qui peuvent surgir lors de l'érection et sur la question de savoir s'il est possible d'entraîner les muscles du pénis, à l'instar d'un biceps, par exemple. À l'extérieur, les gaines du pénis sont recouvertes par la peau qui, on le sait maintenant, contribue à l'impression générale produite par la verge. On pourrait d'ailleurs imaginer une formule de crème hydratante 24 heures, dont on offrirait des échantillons – pourquoi pas dans ce livre –, comme ceux des crèmes antirides dans les magazines féminins.

Mais, puisqu'il suffit d'avoir l'eau courante pour satisfaire aux nécessités de l'hygiène intime en ce domaine, on oubliera cette idée…

À l'extrémité du pénis, l'épiderme se confond avec le prépuce – l'endroit où se situe notre première maladie.

Rétrécissement de l'extrémité du prépuce et circoncision

Commençons par une anecdote. Toute cuisine bien équipée se doit d'avoir un couteau correct. De nos jours, les hommes consacrent plus de temps à manipuler le matériel qu'à cuisiner proprement dit. Dès lors, on ne saurait se passer d'un couteau santoku en acier damas bien aiguisé, ni d'autres ustensiles comme la machine sous vide. Peut-être avez-vous déjà l'estomac un peu noué… Rétrécissement du pénis… couteau santoku. Une combinaison qui ferait frémir tout individu normal.

Vraiment ?

En tout cas, pas le jeune homme qui s'est présenté aux urgences en raison d'un violent saignement des parties génitales. Comme cela n'est pas très fréquent, j'ai d'abord pensé à une rupture du frein du prépuce, nous en reparlerons.

Mauvaise pioche, le jeune homme avait effectivement essayé de se débarrasser de son prépuce à l'aide d'un couteau santoku, le scalpel du pauvre. Par chance, le saignement inopiné consécutif à ses timides essais l'avait dissuadé de poursuivre. Voilà pourquoi il se retrouvait devant moi, le pénis enveloppé d'un demi-rouleau de Sopalin gaiement imprimé de motifs végétaux. J'ai sorti sans trop de problème le cadeau de son emballage et ôté soigneusement les derniers restes d'essuie-tout avec une solution saline. Heureusement, le spectacle n'était pas trop éprouvant. Le saignement s'était quasiment arrêté et l'on ne distinguait plus qu'une coupure superficielle. Le jeune homme a reçu des soins professionnels, des pansements à emporter et un rendez-vous médical pour une circoncision. Nous ne saurons jamais ce qui avait conduit à ce hara-kiri. En revanche, nous allons détailler ce qu'on peut faire en cas de phimosis comme on dit dans le jargon médical.

Tout d'abord, il faut savoir que le prépuce est constitué d'une partie interne entourant le gland et d'une partie externe visible. À la naissance, ces épithéliums, qui peuvent mutuellement coulisser, sont encore collés, ce qui induit un rétrécissement naturel. Au cours des premières années, les adhérences disparaissent et le prépuce devient rétractile. Dans le cas contraire, on peut intervenir avec une pommade à la cortisone. Si le traitement ne produit aucun effet, il n'est pas besoin de prendre immédiatement rendez-vous pour une circoncision. En revanche, celle-ci est impérative si le phimosis s'accompagne de douleurs lors de l'évacuation de l'urine, d'inflammations du prépuce ou d'infections des voies urinaires. Certaines procédures permettent de conserver une partie du prépuce, mais elles sont souvent déconseillées en raison d'un risque de récidive du rétrécissement.

Les adultes peuvent également être atteints de phimosis. Dans ce cas, il s'agit le plus souvent d'une affection acquise et non congénitale. Le terme phimosis vient du grec ancien et signifie « muselière ». Sur Amazon, on peut effectivement commander une sorte de muselière ou de ceinture de chasteté avec corbeille pour le pénis, clé incluse. Mais quand le ou la partenaire, ou la dominatrice, perd la clé, on est mal, et on se retrouve aux urgences, ce qui est arrivé dernièrement à un patient. La solution tenait en un mot : coupe-boulon – un instrument qui n'est pas inconnu de l'urologue.

Pour en revenir au phimosis : chez l'adulte, il peut résulter d'une inflammation du prépuce, ou posthite, fréquente chez les diabétiques, par exemple. Il est souvent consécutif à un rétrécissement relatif du prépuce, qui s'est aggravé avec le temps.

Pour échapper au cercle vicieux des petites inflammations récurrentes et du rétrécissement accompagné de douleurs, et pas seulement lors des rapports sexuels, il vaut mieux opter pour la circoncision. Si vous n'êtes pas encore convaincu qu'une posthite nécessite une consultation chez l'urologue, dites-vous que des inflammations et des rétrécissements à répétition augmentent le risque de développer un cancer du pénis.

Frein du prépuce

Nous avons déjà évoqué le frein du prépuce. De quoi s'agit-il ? Le frein est situé sur la face inférieure du pénis et relie le gland au prépuce. On pourrait le comparer au petit bout de peau qui se trouve en position centrale sous la langue. Il arrive que ce frein soit un peu trop court, ce qui l'oblige à se tendre au moment de l'érection. Cela peut provoquer des douleurs lors des rapports sexuels et même, dans le pire des cas, sa rupture. Comme cette membrane contient un minuscule vaisseau sanguin, il s'ensuit généralement un petit bain de sang, auquel on peut remédier rapidement. Parfois, il suffit d'appuyer fortement sur la blessure pendant dix minutes. Cette déchirure permet occasionnellement de régler le problème dans la mesure où la tension disparaît. Mais en général, on choisit d'allonger le frein au moyen d'une petite intervention en ambulatoire.

Le jour où cette mésaventure m'est arrivée en présence d'une jeune dame – à l'époque, je commençais tout juste mes études d'urologie –, j'ai pris mon portable et appelé un collègue expérimenté. Je lui ai décrit le problème et il m'a répondu : « Envoie la petite à la pharmacie chercher des bandes de gaze et comprime la blessure. » Cette histoire passe bien auprès de jeunes patients inquiets souffrant du même problème. Un moyen classique de briser la glace.

Mais revenons-en au prépuce, un petit bout de peau qui suscite pas mal de discussions si l'on pense à la part minime qu'il tient dans notre quelque 1,7 mètre carré de surface corporelle. (Celle-ci joue un rôle important dans l'ajustement du dosage des chimiothérapies ainsi que dans l'évaluation de l'ampleur des brûlures.)

Je ne dirai pas grand-chose de la circoncision effectuée pour des raisons religieuses. En Allemagne, la loi autorise des non-professionnels, c'est-à-dire des personnes qui ne sont pas médecins, à circoncire des enfants jusqu'à l'âge de six mois du moment qu'ils sont compétents. Médicalement parlant, la circoncision ne présente que des avantages. Elle réduit la fréquence des infections des voies urinaires ainsi que le risque de développer un cancer du pénis – une forme rare de carcinome. En revanche, elle ne semble pas limiter les risques d'infection par le VIH[3]. L'opération n'est cependant pas totalement dénuée de risques et il faut en discuter au préalable.

Examinons les diverses techniques de circoncision, lesquelles présentent des différences relativement importantes. Un pénis américain circoncis aura un tout autre aspect que son homologue européen. Vous n'ignorez pas, par expérience ou pour l'avoir vu dans un film, que chez l'Américain l'épiderme brunâtre de la verge est situé à une distance beaucoup plus grande du gland que chez l'Européen. Cela dit, cette différence est purement visuelle.

Il peut arriver qu'après une circoncision les sensations se modifient un peu, mais, quelle que soit la technique d'intervention, on veille à ne pas toucher les terminaisons nerveuses situées juste en dessous du gland. C'est le prépuce qu'il s'agit d'inciser, pas la sensation. Voilà pourquoi, après l'opération, l'épiderme plus sombre du corps du pénis n'est pas en contact direct avec le gland, mais à une petite distance.

Dans l'hôpital où j'ai travaillé un temps, la circoncision se pratiquait le vendredi, et les patients, généralement très jeunes, venaient le samedi pour se faire examiner et ôter leur pansement – si celui-ci avait tenu. Il faut savoir, en effet, qu'il n'est pas particulièrement facile de poser un pansement sur cette partie du corps, surtout quand il s'agit d'un spécimen plutôt jeune. Le pansement doit être rigide, mais à trop serrer le paquet cadeau on risque de provoquer des troubles circulatoires et de comprimer l'urètre. En général, on laisse le gland en dehors et on l'enduit généreusement de pommade, car après une circoncision il peut être assez sensible. Je me souviens d'un petit garçon qui portait un pantalon de jogging avec une ouverture circulaire devant afin de préserver son membre nu des frottements. Il existe des slips de protection qui se présentent comme un caleçon normal avec une coque en plastique sur le devant.

Une fois le pansement ôté, ce qui est souvent plus désagréable que l'opération elle-même, effectuée sous anesthésie générale, le plus dur est passé. Au bout de quelques jours, des bains de camomille aident à la cicatrisation et permettent aux fils de se dissoudre plus rapidement en occasionnant moins de tiraillements.

Tout cela vaut évidemment aussi pour les patients adultes, à cela près que l'intervention se pratique généralement sous anesthésie locale et que je déconseille l'usage du pantalon de jogging coupé pour éviter le risque d'outrage public à la pudeur. Avant de nous consacrer à d'autres histoires péniennes tout à fait palpitantes, il reste un petit problème à élucider concernant ce minuscule bout de peau, un problème qui porte un joli nom.

« Col espagnol », ou paraphimosis

Non, il ne s'agit pas d'une maladie vénérienne qu'on attrape après une soirée sangria effrénée au MegaPark de Majorque, auprès d'une belle Espagnole qui se révèle être une vulgaire touriste abonnée aux séances d'UV. Ni de l'effet secondaire d'un aphrodisiaque composé d'insectes pilés de l'espèce *Lytta vesicatoria* ou mouche d'Espagne. Mmm, délicieux. Non, cette maladie tient son nom d'une mode faisant fureur au XVIe siècle, que l'on aura peut-être aperçue sur des tableaux d'époque, et qui ressemble à ces minerves blanches qu'on porte après un accident de voiture. Comment se retrouve-t-on avec ce collet préputial ?

Il s'agit d'un rétrécissement *relatif* : le prépuce est capable de recouvrir le gland mais, une fois rétracté, il le coince. Il arrive fréquemment chez les hommes d'un certain âge vivant en maison de retraite qu'on ne parvienne pas à rétracter le prépuce après la toilette intime.

Cependant, j'ai parfois aussi dû aider un ami à résoudre ce petit problème aux urgences urologiques. En pareil cas, le prépuce rétracté enfle sous l'effet d'un œdème et ne peut plus venir recalotter le gland. S'enclenche alors un cercle vicieux, le prépuce continue à gonfler et l'on voit apparaître l'image caractéristique d'un col espagnol sous le gland. La solution est en général purement manuelle, et si l'œdème n'est pas trop important, l'aide d'un médecin ne s'impose pas forcément. Il faut appuyer sur la partie enflée pour résorber l'œdème afin que le prépuce puisse de nouveau se rétracter. Pour ce faire, la pression doit être très prononcée. Avec un peu de ténacité et de force, on arrive le plus souvent à ses fins, ce qui permet d'éviter le scalpel. Dans l'immédiat. Par la suite, il vaut mieux se faire circoncire pour ne plus avoir à craindre ce genre d'incident passablement déplaisant.

Certains, toutefois, semblent cultiver les situations désagréables, comme nous allons le voir.

Brosse à dents

Il existe très peu d'objets allongés qu'un urologue n'aie pas un jour ou l'autre dû retirer d'un urètre ou d'une vessie. J'ai en mémoire des fils métalliques, des bougies (!) et des cure-pipes. Ce dernier exemple pourrait à la rigueur être attribué à une obsession de la propreté et, en théorie du moins, présenter une certaine logique. Mais, en général, l'introduction d'objets dans l'urètre sert à la stimulation sexuelle. Entrez pour voir les mots « stimulation » et « urètre » dans la fenêtre de recherche d'un célèbre portail de vente en ligne. Mon modèle préféré parmi les objets proposés est le « Big Jim Penis ». Cet engin assure l'habituelle stimulation mécanique, mais possède aussi un élément permettant une stimulation électrique du gland et de l'urètre. Oui, c'est bien ça, on reçoit des décharges électriques sur le gland et dans l'urètre. Si on a déjà subi une cystoscopie ou la pose d'un cathéter permanent, on sait à quel point l'urètre est un organe sensible.

D'un point de vue urologique, ces pratiques ne sont pas recommandées dans la mesure où elles peuvent provoquer des blessures et des infections de l'urètre et de la vessie. Sur le plan socioculturel, je vous engage à ne pas effectuer cette recherche sur votre lieu de travail. Ça pourrait faire jaser.

Dans l'anecdote qui va suivre, il est aussi question d'un objet allongé, cette fois d'une brosse à dents.

Un samedi après-midi, un jeune homme s'est présenté à l'hôpital avec une rougeur sur l'épiderme pénien. En l'auscultant, j'ai tout de suite remarqué un endroit dur et gonflé à l'arrière du pénis, une sorte de bosse juste derrière le gland. Les abcès se présentent de la même façon, sauf qu'ils sont moins durs et souvent plus douloureux. L'échographie montrait quelque chose que je n'arrivais pas à identifier. Un vieil adage médical affirme que, lorsqu'on arrive au bout de sa science, il faut parler avec le patient.

Celui-ci a fait alors état d'un genre inédit – pour moi, du moins – de bijou intime. Il se l'était implanté un an plus tôt sous l'épiderme du pénis. En prison. Quand je lui ai demandé de quel objet il s'agissait, il m'a répondu : « Un bout de brosse à dents. » « Tête pivotante ? » ai-je aussitôt pensé, mais je n'ai pas poursuivi mon interrogatoire. D'ailleurs, ce n'était pas nécessaire, car le patient me décrivait à présent en détail et à grand renfort de gestes les étapes successives de l'opération, dont voici un résumé succinct :

1. couper le bout de brosse à dents à la longueur requise pour l'effet attendu ;
2. limer le bout coupé ;
3. le garder deux jours dans la bouche pour que le corps s'y habitue ;
4. pratiquer une petite incision et glisser l'objet sous la peau ;
5. recoudre.

Je n'aurais pas pu faire mieux. Le séjour dans la bouche, en revanche, me paraît contre-productif. Peut-être était-ce d'ailleurs ce qui avait causé la rougeur et l'amorce d'inflammation. Quoi qu'il en soit, j'ai conseillé au patient de se faire enlever ce corps étranger. Il m'a regardé avec de grands yeux et s'est montré peu enclin à suivre ma recommandation : je n'imaginais pas combien de temps il avait fallu pour que la guérison soit complète. Si, en fait, je n'avais aucune peine à l'imaginer. Il a quitté les urgences sans que je puisse lui donner au moins un antibiotique. Pour être franc, la blessure n'était pas particulièrement vilaine, mais pas non plus très belle. J'évalue à soixante pour cent environ la probabilité qu'il continue de se balader avec cette brosse à dents censée stimuler ses partenaires – c'était la raison de cette intervention.

Nous avons déjà parlé de l'aspect visuel du pénis. En observant leur membre en érection, beaucoup d'hommes s'aperçoivent qu'il n'est pas tout à fait droit. L'un décrira un angle de vingt degrés sur la droite, l'autre sera un peu incurvé vers le haut, le troisième penchera légèrement à gauche. Avant toute chose : soyez sans inquiétude. Il est fréquent que le pénis ne soit pas aussi rectiligne qu'un manche à balai, il a sa personnalité, un peu comme ce bois flotté qu'on voit sur la plage. Du moment que l'érection n'est pas accompagnée de douleurs et que les rapports sexuels s'effectuent sans problème, il est tout de même plus agréable d'avoir un boomerang dans la main qu'un manche à balai – et la femme ne me contredira pas. Cependant, il peut arriver, notamment à partir d'un certain âge, que l'incurvation s'accentue, ce qui en règle générale n'est pas normal. Comment une verge en vient-elle à ressembler à une virgule ?

La plupart des gens estiment qu'il est bon d'avoir des rapports sexuels fréquents et, d'un point de vue médical, c'est tout à fait recommandé. On brûle des calories, on stimule largement l'hormone du bonheur et il paraît même que des éjaculations fréquentes exercent une action protectrice contre le cancer de la prostate[4]. Cependant, à haute dose, les rapports sexuels favorisent certaines maladies. Par exemple, celle que nous venons de décrire. Pour nous autres médecins, elle répond au doux nom d'*Induratio penis plastica* (IPP), aussi appelée maladie de Lapeyronie. De petites inflammations ou de minuscules blessures peuvent entraîner une modification du tissu conjonctif de l'enveloppe des corps caverneux, généralement sur la partie supérieure du pénis. Ces petites blessures, ou microtraumatismes, surviennent sans qu'on s'en aperçoive au moment des rapports sexuels. D'autres facteurs, comme le *diabetes mellitus* – le diabète sucré –, l'hypertension, la cigarette et l'abus d'alcool favorisent l'apparition de ces lésions qui rendent l'enveloppe du corps caverneux moins élastique. Au moment de l'érection, le pénis se courbe en direction de la zone abîmée. On pourrait comparer cela à une vieille cheminée comportant, sur un côté, quelques briques pourries :

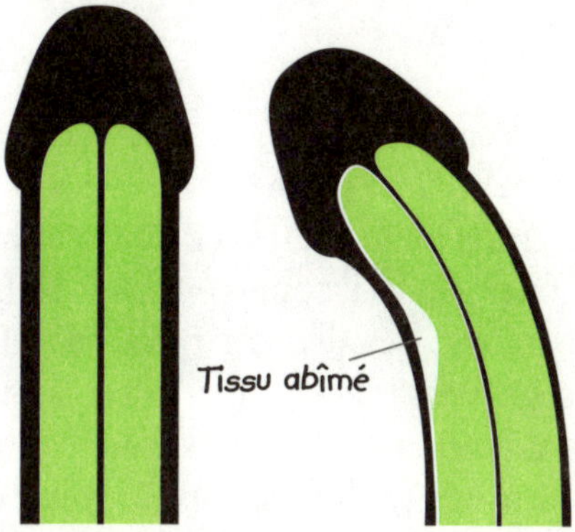

Le défaut de stabilité des corps caverneux induit partiellement des troubles de l'érection. Avant même l'apparition de la courbure, le pénis peut être douloureux ou montrer de petites indurations. Dès lors, il est conseillé de consulter un urologue.

Dans le chapitre « Direction l'urologue », nous avons mentionné les éléments à produire pour la consultation. Si on souffre d'une incurvation non congénitale du pénis, on prendra son membre en photo au moment de l'érection, si possible vu d'en haut et sur le côté. Cela aidera le médecin à juger de l'ampleur de la maladie et à trouver un traitement approprié. Qui plus est, la solution photo est moins compliquée à mettre en œuvre qu'une démonstration en direct pendant la consultation.

Dans un premier temps, la thérapie consiste en un traitement médicamenteux, sous forme de comprimés ou d'injection directe dans la zone concernée. Pour filer la métaphore de la cheminée, cette dernière technique est comparable à l'utilisation d'une super mousse de construction. L'objectif est d'empêcher que l'incurvation s'aggrave et de calmer la douleur. Si le traitement échoue et que le patient continue de souffrir, il n'y a plus qu'un recours : l'opération.

L'intervention la plus simple consiste à « froncer » la gaine du corps caverneux sur la face opposée du pénis ou à ôter un petit bout de peau de façon à compenser la courbure. Autrement dit, on extrait quelques briques sur le côté opposé à la zone poreuse de la cheminée ou alors on les rend également poreuses, de sorte que la cheminée s'affaisse légèrement, mais se tient droite. Cette opération entraîne inévitablement un raccourcissement du pénis, ce qu'il faut impérativement mentionner lors de l'entretien préalable. Lorsque l'angulation est supérieure à quarante-cinq degrés, le raccourcissement attendu est trop important et on opte pour une procédure alternative : on ôte les tissus atteints et on les remplace par d'autres, artificiels ou prélevés sur le patient.

Si la courbure de la verge s'accompagne de troubles de l'érection impossibles à traiter par voie médicamenteuse, il sera nécessaire de poser une prothèse. Nous y reviendrons.

La pression psychique joue souvent un grand rôle dans l'incurvation du pénis – comme dans bien d'autres maladies affectant le sexe masculin. Cela ne relève pas de la compétence de l'urologue, mais quelle que soit la spécialité médicale la capacité d'empathie du médecin revêt une grande importance. Si celui-ci s'aperçoit que la composante psychologique pourrait être prédominante, il doit orienter le patient vers des collègues plus compétents, ce qui demande souvent beaucoup de doigté. Je me souviens d'un jeune homme de seize ans qui voulait se soumettre à une opération, parce que son pénis faisait un angle de vingt degrés sur la gauche. Dans son souvenir, cela avait toujours été le cas. Le jeune homme était venu avec ses parents à l'entretien préopératoire et affirmait ne ressentir aucune douleur au moment de l'érection. Il n'avait pas encore eu de relations sexuelles, mais ne rencontrait pas de problèmes lors de la masturbation. Comme on l'imagine, ce genre d'entretien est un peu pénible pour tout le monde même si, en tant qu'urologue, on a le rôle le plus confortable. Au cours de la discussion, j'ai réussi à détourner le jeune homme de son projet. Et ce grâce à ma formidable faculté d'empathie, bien sûr… mais aussi en lui expliquant que j'avais moi-même un pénis légèrement incurvé. Parfaitement opérationnel. Peut-être d'ailleurs cela permet-il d'atteindre des zones inaccessibles aux autres hommes. Possibilités insoupçonnées… Il n'existe pas de travaux scientifiques sur le sujet, mais des amies m'ont confirmé les avantages d'une verge légèrement courbée. Je pense tout de même que ce sont la perspective d'un raccourcissement du pénis et l'éventualité de complications ultérieures, comme des troubles de l'érection, qui ont produit un effet dissuasif.

Pénis cassé

De nombreuses espèces animales possèdent quelque chose de similaire à un os pénien. Chez le chien, par exemple, les deux corps caverneux sont calcifiés et, au moment de l'érection, la tumescence du gland est bien plus importante que chez l'homme. Mais même si nous n'avons pas d'os pénien, comme le chien, le sexe masculin peut se « casser ».

En réalité, il ne s'agit pas d'une vraie fracture, mais d'une déchirure de la gaine du corps caverneux, raison pour laquelle on devrait parler de rupture du pénis *stricto sensu*. C'est généralement au cours des rapports sexuels que survient cette vilaine blessure. Nouvel exemple de maladie ou plutôt d'accident dont la probabilité augmente avec la fréquence des relations sexuelles. Mais on peut aussi se blesser en faisant du sport, c'est pourtant l'aspect positif qui l'emporte. En examinant de plus près ce qui se passe, on constate dans la plupart des cas qu'il s'agit d'une sortie de route de la verge qui, au moment du va-et-vient, se heurte à un tissu plus dur.

Imaginons une rupture de pénis enregistrée par une caméra telle qu'on en utilise dans les crash-tests. Le membre se tasse au ralenti et, à l'intérieur, la gaine solide du corps caverneux se déchire. Il s'ensuit généralement un hématome très marqué. Le pénis se ramollit instantanément, mais grossit sous l'effet de l'hématome. Il change de couleur et ne tarde pas à ressembler au fruit violet d'une solanacée subtropicale. Quand on se retrouve avec une aubergine entre les cuisses, il est tout indiqué de se précipiter aux urgences urologiques.

Dans de nombreux cas, il est nécessaire d'opérer immédiatement la zone lésée. Après quoi, on pourra aider à la cicatrisation au moyen d'un médicament qui empêche dans les premiers temps les érections involontaires. Après complète guérison, rares sont ceux qui présentent un risque d'impuissance ou d'incurvation du pénis. En général, celui-ci est de nouveau d'attaque au bout de quatre à six semaines. Pas d'inquiétude, la rupture est rare et ne doit pas faire redouter les ébats un peu enthousiastes.

Tout aussi rare, une affection dont rêvent beaucoup d'hommes :

Érection prolongée

Avant d'examiner de plus près la question des troubles sexuels dans le chapitre sur l'andrologie, commençons par expliquer pourquoi l'érection prolongée n'a rien d'enviable. C'est d'ailleurs une affection urologique qui exige un traitement d'urgence. Les médecins l'appellent « priapisme », du nom du dieu de la Fertilité, Priape.

Le diagnostic est confirmé quand l'érection se maintient plus de quatre heures en l'absence de toute excitation sexuelle. Ce que l'on entend par « excitation sexuelle » est évidemment laissé à la libre appréciation de chacun.

La plupart du temps, l'état d'érection prolongée est extrêmement douloureux et doit être pris en charge dare-dare par les mains décongestionnantes de l'urologue. Lequel commence par distinguer entre les deux formes de priapisme à laquelle il a affaire. Le priapisme de stase, dit aussi *low flow*, celui que l'on rencontre dans quatre-vingt-quinze pour cent des cas, est dû à une absence de flux sanguin dans le corps caverneux.

Le pénis devient extrêmement rigide, ce qui est très désagréable et peut induire une teinte bleuâtre analogue à celle d'un hématome. Dans la variante de haut débit ou *high flow*, beaucoup plus rare, l'afflux de sang dans le pénis est trop important, alors que le retour veineux est conservé. C'est ce qui arrive quand, après une blessure, il se crée une jonction entre une artère et le corps caverneux. Le pénis reçoit alors un apport sanguin supplémentaire qui dépasse un peu ses capacités. Ce type de priapisme n'entraîne pas de douleur et la verge n'est affligée que d'une rigidité partielle. Il n'exige pas d'intervention d'urgence et peut tout à fait se résorber de lui-même. Les compresses rafraîchissantes exercent alors un effet bénéfique. Un sachet de petits pois surgelés autour du pénis opère parfois des miracles… Si la jonction subsiste entre l'artère et le corps caverneux, le problème peut être résolu plus tard au moyen d'une intervention bénigne.

On ignore très largement ce qui est à l'origine du priapisme de stase. Les antidépresseurs ou les médicaments pour la prostate constituent une explication partielle. Par ailleurs, l'alcool et les drogues peuvent entraîner une érection prolongée.

Priape était le fils d'Aphrodite et de Dionysos, lequel était entre autres le dieu du Vin. Quel meilleur tableau clinique pourrait-on fournir de cette maladie ? Fait intéressant, les produits qui stimulent la puissance virile, comme le Viagra et consorts, déclenchent rarement un priapisme. Il existe toutefois des médicaments contre les troubles érectiles que l'on peut ou que l'on doit injecter directement dans le corps caverneux. Ceux-là sont susceptibles de provoquer des érections prolongées à répétition.

Mais en quoi l'érection prolongée est-elle si terrible, vous demandez-vous peut-être ? Indépendamment de la douleur qu'elle entraîne, elle peut durablement endommager le corps caverneux, car cette période de stase empêche un apport suffisant de sang frais, riche en oxygène. Or, quand les tissus ne sont pas bien irrigués, les conséquences sont généralement fâcheuses. C'est ce qui se passe dans le cas de l'infarctus ou de l'AVC, et on en trouve également un exemple concernant les bourses, sur lequel nous reviendrons plus tard.

Je conseille à mes lecteurs les plus sensibles d'aller prendre une douche rapide ou de faire un peu de gymnastique du plancher pelvien, car la thérapie du priapisme de stase, que je vais maintenant exposer, n'est pas ce qu'il y a de plus agréable en urologie, même pour moi. Dans ce cas de figure, les sachets de petits pois congelés ne sont le plus souvent d'aucune utilité. Quant aux activités sportives, comme monter les marches, elles peuvent être judicieuses, mais nous avons affaire ici à une équation implacable : « rapidité = pénis », ou plus précisément « rapidité = puissance érectile », car en l'absence d'apport d'oxygène le pénis est menacé de dégénérescence. Le jeune urologue confronté pour la première fois à cette situation alors qu'il est seul à assurer les urgences de nuit aura tendance à se sentir se décomposer lui aussi – ce qui n'est pas fait pour vous rassurer. Au plan pratique, la chose est simple : le pénis – plus exactement le corps caverneux – renferme une quantité excessive de sang qui ne peut pas s'écouler comme il faut. Nous devons donc essayer de le vidanger par d'autres voies que celles qu'il emprunte naturellement.

Le médecin prend donc une grande canule et ponctionne le corps caverneux soit sur la face inférieure de la verge, soit au travers du gland. Il est important, on le comprend bien, de procéder d'abord à une anesthésie locale du pénis. Puis on aspire le sang jusqu'à ce qu'on obtienne du sang frais, riche en oxygène – il se distingue de l'autre par sa couleur plus claire. On peut combiner l'aspiration avec une compression du pénis. Dans maint hôpital, on conserve à cet effet des brassards servant à prendre la tension des jeunes patients : effet comique garanti, car à l'image des sparadraps pour enfants ces brassards sont généralement décorés d'imprimés marrants.

Pour augmenter l'efficacité du procédé, on peut injecter de l'adrénaline dans la verge au moyen de la canule. Si ces efforts ne sont pas couronnés de succès, il faut alors opérer d'urgence, c'est-à-dire inciser davantage pour faire s'écouler le sang. Cependant, dans de nombreux cas, une simple ponction suffit à faire disparaître l'érection et le pénis s'en tire sans trop de dégâts.

Passons maintenant des affections involontaires du pénis à celles qui sont facilement évitables parce que nous en sommes la cause.

Maladies vénériennes

À l'heure actuelle, les maladies sexuellement transmissibles ont malheureusement tendance à faire leur réapparition. Elles relèvent de la compétence des spécialistes des affections dermatologiques et vénériennes, mais aussi des gynécologues et de nous autres urologues. Désormais, la plupart des MST d'origine bactérienne sont heureusement assez simples à soigner grâce à divers antibiotiques, même si, dans ce domaine comme dans toutes les branches de la médecine, l'existence d'agents pathogènes de plus en plus résistants est une source de problèmes. Par ailleurs, les bactéries ne sont pas les seuls éléments déclencheurs de ces maladies, elles peuvent aussi être le fait de virus ou de parasites. Un de ces parasites est originaire d'Amérique du Sud, plus précisément de l'Amazonie. Il s'agit d'un petit poisson, le candiru. Celui-ci plante ses dents minuscules dans les vaisseaux sanguins des branchies de ses hôtes et leur suce le sang comme un vampire. Attiré par le jet d'urine, ce poisson, qui peut atteindre six centimètres, échange parfois les branchies de ses congénères contre l'urètre d'un humain et remonte ainsi dans la vessie. Sur le trajet, il enfonce ses piques dans la muqueuse – une expérience plutôt désagréable pour le propriétaire de l'urètre. Peut-être est-ce la raison pour laquelle, là-bas, un certain nombre de peuplades indigènes portent un cordon qui protège leur pénis en le maintenant contre le bas-ventre au-dessus du gland et en ficelant le prépuce.

En dehors de cette maladie fort rare, il en existe d'autres, qui sévissent plutôt dans les régions tropicales. En ces temps où il devient de plus en plus abordable de faire du tourisme dans des pays lointains, où l'on a le loisir de consommer toutes sortes de douceurs exotiques, ces affections intéressent également les urologues allemands.

Il existe un moyen simple de se protéger contre la plupart des maladies sexuellement transmissibles : le préservatif ou condom. Il doit probablement son nom au Dr Condom, médecin à la cour du roi Charles II d'Angleterre, qui se servit des boyaux de mouton comme d'un moyen de prévention et de protection. Peut-être aussi le terme a-t-il été forgé à partir des mots latins *con* et *doma*, ce qui signifie à peu près « avec toiture » ou « avec maison ». Pas mal non plus. Les boyaux utilisés dans le temps n'ont évidemment plus grand rapport, du moins en termes de sécurité et de confort, avec nos actuels préservatifs en caoutchouc conformes à nos normes DIN. Cela étant, les entrailles de mouton offraient aussi une certaine protection contre la syphilis, une maladie autrefois très redoutée.

Syphilis

Commençons donc notre voyage dans le domaine des maladies sexuellement transmissibles par la syphilis, dont l'agent pathogène est une petite bactérie appelée *Treponema pallidum*. « Pas seulement ! s'est un jour exclamé un médecin chef, m'interrompant au cours d'un examen : Il y faut aussi un groupe punk ! » Peut-être est-ce à ce moment-là que j'ai décidé en mon for intérieur d'embrasser la carrière d'urologue.

La transmission se fait, on l'aura sans doute deviné, par voie sexuelle. Ces voies sont multiples, comme on le sait, et chacune est susceptible de nous faire rencontrer cette bactérie hélicoïdale. Celle-ci s'introduit dans le corps par les petites blessures de la muqueuse et provoque la syphilis (au sens propre : « qui aime les cochons »). En règle générale, la maladie connaît plusieurs stades. Trois ou quatre semaines après l'infection, il se forme un petit ulcère aux contours durs, émettant un liquide incolore rempli d'innombrables bactéries extrêmement contagieuses. Les chancres du stade primaire guérissent spontanément, sans qu'il soit besoin de traitement. Huit semaines environ après la contamination apparaît une éruption cutanée sans démangeaison, localisée essentiellement sur le torse, le haut des bras et les cuisses. Les ganglions lymphatiques gonflent sur tout le corps et des lésions cutanées suintantes et extrêmement contagieuses peuvent également survenir. Ce stade dure environ quatre mois. Avec un peu de chance, il n'y aura pas d'autres manifestations pathologiques et l'on entrera alors dans la phase dite « de latence », qui peut durer jusqu'à la fin de la vie. Il existe cependant une phase tertiaire, où tous les organes sont susceptibles d'être affectés par des « gommes », des lésions inflammatoires. La neurosyphilis, l'atteinte du système nerveux, fait partie du stade ultime de la maladie, le stade quaternaire. Elle entraîne des défaillances et paralysies neurologiques, parfois même des symptômes de démence. De nos jours, la syphilis se détecte au moyen d'un examen sanguin spécifique. Elle se soigne très bien par la pénicilline, la posologie devant être adaptée au degré d'atteinte du patient.

Blennorragie, ou chaude-pisse

Autre bactérie peu agréable : *Neisseria gonorrhoeae*. Ce petit fléau est mieux connu sous le nom familier de la maladie qu'il occasionne : la blennorragie – chaude pisse ou chtouille.

D'origine néerlandaise, le mot « gonorrhée » désigne un écoulement – le symptôme caractéristique de cette affection. Trois à dix jours après la contamination survient une sensation douloureuse de brûlure au moment d'uriner, accompagnée d'une irritation de l'urètre. C'est généralement le matin que se manifeste le symptôme qui a donné son nom à la maladie, à savoir une petite goutte de pus à la sortie de l'urètre. Les régions du cou, de la bouche et du pharynx peuvent également être infectées, de même que les yeux. En cas de gonorrhée, la brûlure ne survient que deux jours après la contamination – telle est la durée d'incubation, c'est-à-dire le temps qui s'écoule jusqu'à l'apparition de la maladie. Chez les femmes, les symptômes sont souvent moins prononcés et passent partiellement inaperçus. Elles n'en sont pas moins contagieuses. Il y a un risque particulier lorsque les agents pathogènes gagnent d'autres organes : chez l'homme, la prostate et l'épididyme ; chez la femme, dans de rares cas, les ovaires, ce qui peut entraîner une infection du péritoine.

La chaude-pisse se soigne avec un antibiotique. Cette affection exige en outre que l'on soumette tous les partenaires sexuels, anciens ou actuels, de la personne contaminée à un examen suivi d'un traitement approprié. Il faut donc que le patient surmonte sa honte et collabore avec le médecin. Il n'est évidemment pas facile de créer un groupe sur WhatsApp intitulé « Allons-z-amis de la chtouille » et d'y faire figurer ses dernières brèves rencontres en date, mais ce serait pertinent.

En dehors de la gonorrhée, il existe une multitude d'autres bactéries susceptibles de provoquer des symptômes similaires chez l'homme et la femme et, dans le pire des cas, de conduire à l'infertilité par l'obstruction des trompes de Fallope ou l'inflammation de l'épididyme.

Elles portent toutes de jolis noms : *Chlamydia trachomatis*, mycoplasmes, *Trichomonas vaginalis*. On ajoutera qu'il est tout à fait possible d'attraper plusieurs de ces bactéries en même temps. Voilà pourquoi il est important d'identifier avec précision toutes les bestioles qui se sont nichées dans les parties intimes en procédant à des examens d'urine et à des frottis spécifiques. Cela permet de choisir l'antibiotique le plus adapté et d'optimiser le traitement.

Lorsqu'une femme est enceinte, on effectue des examens de routine pour déterminer la présence éventuelle de maladies vénériennes afin d'éviter une contamination du fœtus durant la grossesse. En dehors des bactéries, il existe aussi des virus qui peuvent vous gâcher le plaisir des relations sexuelles. Le plus connu est le VIH, dont les premiers symptômes, généralement analogues à ceux de la grippe, sont le prélude à une déficience immunitaire (virus de l'immunodéficience humaine). Il s'écoule parfois une très longue phase de latence dépourvue de symptômes avant que se déclare la maladie. L'affaiblissement du système immunitaire peut entraîner de multiples affections, voire favoriser l'apparition de tumeurs. Même si la transmission s'effectue généralement sur le terrain urologique, les suites de la contamination requièrent l'action de spécialistes des maladies internes qui s'efforcent, par un traitement médicamenteux, de juguler le virus et de retarder le plus possible l'apparition du sida.

Les personnes souffrant de maladies vénériennes telles que la gonorrhée ou la syphilis présentent un risque plus élevé d'infection par le VIH que celles qui sont en bonne santé. C'est souvent dû à leur comportement sexuel, autrement dit à leur propension à avoir des rapports non protégés avec des partenaires multiples, mais aussi à un terrain favorable aux infections. Les petites lésions de la muqueuse facilitent la pénétration d'autres agents pathogènes dans le corps. On évoquera ici derechef le souvenir du Dr Condom.

Venons-en maintenant à un petit virus qui, sans être mortel, se révèle très gênant : le papillomavirus humain.

Condylomes, ou verrues génitales

La famille des papillomavirus comporte plus d'une centaine de membres. Pour des raisons pratiques, on a préféré leur donner des numéros, comme aux immeubles, plutôt que des noms spécifiques. En 2008, le chercheur allemand Harald zur Hausen a reçu le prix Nobel de médecine pour avoir découvert que certains des membres de la famille, à savoir les numéros 16 et 18, jouaient un rôle dans le cancer du col de l'utérus. Chez l'homme, les papillomavirus 16 et 18 sont des agents causaux de cancers rares, celui du pénis et de l'anus. Ce que je disais plus haut, à savoir que ces virus ne sont pas mortels, n'est donc pas tout à fait vrai. Les numéros 6 et 11, en revanche, ne provoquent pas de cancers, mais sont à l'origine des *Condylomata acuminata*, plus simplement appelées condylomes, ou verrues génitales. Les photos disponibles sur Internet ont de quoi vous couper l'appétit. Même les urologues redoutent ces verrues extrêmement contagieuses. Extérieurement, elles ressemblent à de petits grains de beauté cuivrés et peuvent être planes ou se présenter sous la forme d'excroissances. Elles surviennent de façon isolée ou en groupes, le plus souvent sur le pénis, l'aine ou la région du pubis. L'anus peut aussi en être affecté, de même que la cavité buccale. Étant donné les zones de propagation de ces virus, le préservatif ne suffit pas toujours à assurer une protection. Il faudrait peut-être porter un caleçon de farces et attrapes où la verge se trouverait dans une trompe d'éléphant en latex. Cela étant, mieux vaut un préservatif que rien du tout.

Si on ne fait rien pour les combattre, les condylomes peuvent atteindre une taille importante. Il en existe de très gros spécimens, qui offrent une certaine ressemblance avec des petits bouquets de chou-fleur. Une infection n'entraîne pas nécessairement de lésions cutanées. Si le virus est en sommeil dans la peau, il peut se manifester ultérieurement en restant contagieux. Au moindre soupçon, il est donc essentiel d'entreprendre un traitement : l'application d'une pommade qui brûle les verrues et la sclérose par laser. Même si les verrues visibles ont été éliminées, les formes du virus, qu'elles soient malignes ou simplement gênantes, peuvent continuer à sommeiller dans le corps. En Allemagne, il existe un moyen élégant de sortir de ce dilemme, à savoir un vaccin recommandé pour les petites filles par l'institut Robert-Koch depuis 2007. Celui-ci doit être administré avant les premières relations sexuelles, entre neuf et quatorze ans (pour les filles en France entre onze et quatorze ans). Il combat à la fois les virus 16 et 18, susceptibles de déclencher des cancers, et le 6 et le 11, à l'origine de ces verrues désagréables mais inoffensives.

Outre le cancer du col de l'utérus, le virus peut provoquer chez l'homme des cancers du pénis ou de l'anus. Ce dernier risque est moindre, mais il n'est pas inexistant. En Allemagne, on cherche à l'éliminer en tablant sur un taux de vaccination élevé chez les femmes. Le raisonnement est juste : si toutes les femmes étaient vaccinées, la maladie ne pourrait plus se propager. Pourtant, ce calcul simple pèche pour deux raisons. D'une part, le taux de vaccination des filles se montait en 2014 à un peu plus de cinquante pour cent[5] et, d'autre part, on ne prend pas en compte le groupe des homosexuels masculins. Or comment peuvent-ils se protéger contre une maladie qui se transmet essentiellement par voie sexuelle si seules les femmes sont vaccinées ? Il serait judicieux de préconiser la vaccination pour tous et de demander aux caisses d'assurance maladie d'en rembourser le coût, comme c'est le cas en Suisse depuis 2015. Peut-être parviendrait-on ainsi, dans quelques années ou décennies, à éradiquer ces virus et, qui sait, à trouver un vaccin contre le VIH.

Kobold

Quelle meilleure manière de clore un chapitre sur l'organe sexuel masculin que de parler d'une pathologie tout à la fois effrayante et désopilante ? Il s'agit en l'occurrence d'incidents survenus avec l'aspirateur Kobold, produit par un célèbre fabricant allemand. Kobold a même suscité une thèse de doctorat qui a été présentée lors d'une tournée de conférences par Charlotte Roche et Christoph Maria Herbst plus de deux décennies après sa publication. Que s'était-il passé ? Reprenons depuis le début. Il existait donc, dans les années 1970, un aspirateur baptisé Kobold. Contrairement aux modèles d'aujourd'hui, il possédait un tuyau très court de onze centimètres. Derrière il y avait un ventilateur qui produisait le courant d'air nécessaire à l'aspiration, puis le sac. Cet appareil ressemblait à un balai motorisé doté d'un manche sur lequel pendait un sac de forme allongée et d'un coffre arrondi renfermant le ventilateur.

Or il y a des hommes qui utilisent toutes sortes d'adjuvants pour atteindre l'orgasme. Certains ne jurent que par l'onanisme avec la main non dominante (en général la gauche) et appellent cela « l'étrangère ». Les vrais pros privilégient la masturbation avec une main légèrement engourdie. Il existe également de nombreux outils disponibles dans les sex-shops. Mais pourquoi dépenser de l'argent pour acheter du matériel coûteux quand l'assistant masturbateur Kobold avec ses mille sept cents tours minute s'étiole dans le débarras, condamné à aspirer la poussière ? Une fois le ménage fait, la machine est échauffée et on mérite une récompense. Et maintenant, souvenons-nous de la taille moyenne du pénis, dans les treize centimètres, et des onze centimètres de distance jusqu'au ventilateur avec ses mille sept cents rotations par minute. Exactement. Aïe. À cette époque, donc, les urgences urologiques virent fréquemment arriver des patients affligés de graves blessures génitales. Ce phénomène donna lieu à une thèse magnifiquement intitulée « Blessures du pénis occasionnées par la masturbation avec un aspirateur », soutenue en 1978 par Michael Alschibaja Theimuras. Pour la plupart, ces messieurs niaient avoir voulu se masturber, préférant dire qu'ils avaient tenté de se masser avec l'aspirateur ou même, pour certains, de réparer un moulin à café. Cependant le type de blessure observé renvoyait clairement à un *Morbus Kobold*, comme on l'appelle officieusement dans les milieux spécialisés. Bien que le fabricant ait modifié son modèle après avoir été informé du problème, on voit aujourd'hui encore des cas isolés de *Morbus Kobold*. Un de mes patients m'a ainsi expliqué qu'il était en train d'aspirer des poils de chat. Le hasard avait voulu qu'il soit nu, qu'il trébuche malencontreusement et se retrouve avec le pénis dans l'aspirateur. Je vous passe les détails, ces blessures nécessitant souvent des opérations lourdes pour pouvoir reconstituer tant bien que mal l'état initial de la verge. Même si vous n'utilisez pas de Kobold, je vous déconseille instamment ce genre d'entreprise. À elle seule la force de l'aspiration peut suffire à endommager le gland, le pénis et le prépuce.

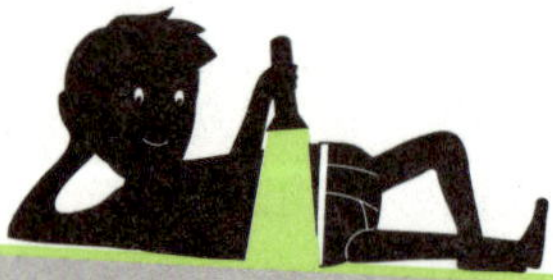

PENSE-BÊTE

* Une belle toison intime est déjà un sésame.
* La taille ne fait pas grand-chose à l'affaire.
* Pas besoin d'être droit pour bien fonctionner.
* De l'érection prolongée tu te méfieras.
* Un préservatif n'est pas qu'une bombe à eau.
* Évitez les brosses à dents dans le pénis.

LE TESTICULE

Nom : Testicule

Taille : Environ 4 × 3 × 2,5 cm

Couleur : Jaunâtre avec une fine enveloppe blanche

Poids : Dans les vingt grammes

Domicile : Sous la tente pendant les mois chauds

Profession : Production de spermatozoïdes (travail à la pièce)

Passe-temps : Hormones

Plat préféré : Animelles en persillade, rognons blancs à la ravigote

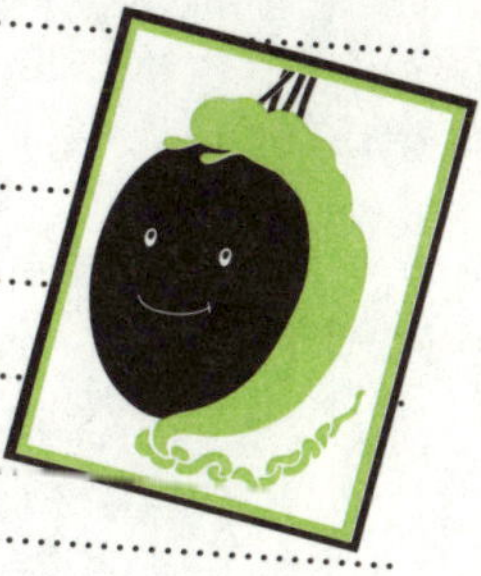

Statut marital : C'est compliqué

Meilleurs amis : L'autre

Pas trop mon truc : Sports de contact, slims, oreillons et tumeurs

Vêtement préféré : Suspensoir

Chanson préférée : Eye of the Tiger

Emoji préféré : 🍒

Devise : À dix centimètres près, j'étais dans le cul

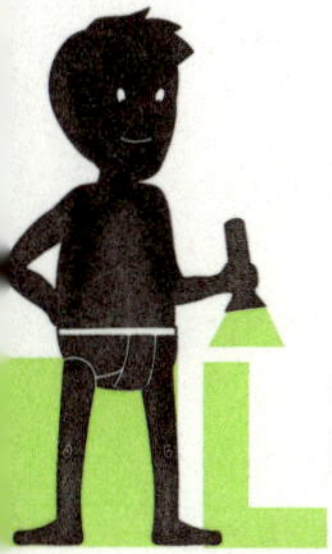

Le testicule n'est vraiment pas un premier prix de beauté. Est-ce lui que vous citeriez en premier si l'on vous demandait dans « Une famille en or » de donner un classement des plus belles parties de l'anatomie ?

Qui plus est, on le traite souvent comme un pestiféré parce qu'il glandouille à l'extérieur du corps où il se les gèle. Et s'il n'y avait que le froid ! Sa situation exposée lui vaut parfois de recevoir des coups de pied ou d'être la cible d'objets pointus.

Et pourquoi tant de misères ? Au nom de la relève. Pour que la production de spermatozoïdes puisse se dérouler sans problème, le testicule a besoin d'un certain refroidissement, à l'image d'un moteur. Mais, s'il fait trop froid – mes lecteurs masculins le savent sûrement –, le testicule se replie à l'intérieur du corps chaud et moelleux pour reparaître dans toute sa splendeur, bien reposé, une fois que la température est remontée. Outre la fabrication des spermatozoïdes, gage de fertilité, le testicule assure aussi la production de testostérone, c'est-à-dire ce qui fait la virilité. Nous reviendrons plus loin dans le chapitre « Sperme et Hormones » sur la façon dont tout cela fonctionne et sur les problèmes qui peuvent survenir. Dans les pages qui suivent, nous

nous pencherons sur les grands ennemis du testicule, de l'enfance jusqu'à l'âge adulte, et sur ce que nous pouvons faire, nous urologues, pour l'aider à surmonter les inconforts et les dangers qui le guettent, *blue balls*, torsion ou cancer. Oui, lui aussi on peut le vaincre. Et souvent, même, ce n'est pas si difficile.

Lorsqu'on parle des couilles, des roustons, des roubignolles, des burnes, des burettes, de la grappe, du service trois pièces ou des bijoux de famille, ou --------------- (à vous de compléter), on fait aussi référence à tout l'appareil génital. Anatomiquement parlant, le testicule est l'organe interne, présent en deux exemplaires. Les testicules sont entourés de plusieurs enveloppes ainsi que d'un sac de peau, le scrotum. Calmons tout de suite d'éventuelles inquiétudes : oui, il est tout à fait normal qu'à cet endroit la peau soit un peu fripée. Et si on fait attention, on remarquera que ces plis sont particulièrement marqués quand il fait froid, parce que, le testicule se rétractant légèrement, il y a de la peau de reste. À l'intérieur de son logis, le testicule est enveloppé de plusieurs couches protectrices et flanqué de l'épididyme.

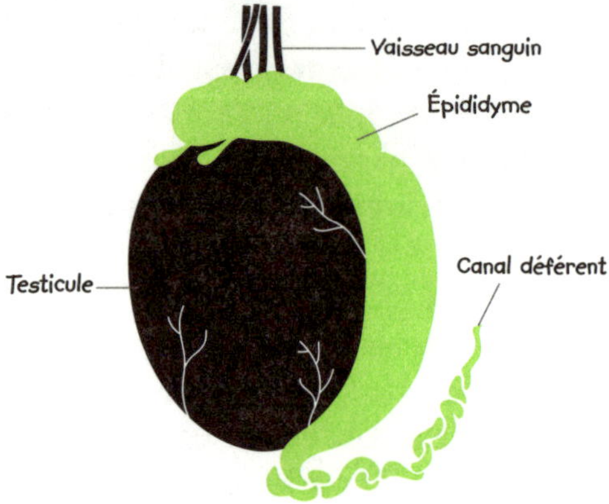

C'est ce dernier qui porte à maturation les spermatozoïdes fabriqués par le testicule. D'une certaine manière, le testicule est la chambre d'enfant, tandis que l'épididyme serait l'école. Ensuite, les spermatozoïdes sont évacués par le canal déférent. Le testicule et l'épididyme sont alimentés d'en haut par des vaisseaux sanguins et des nerfs dont nous verrons plus loin l'importance.

Une sorte de couture un peu plus sombre que la peau alentour s'étire de l'anus jusqu'au frein en passant par les bourses et le pénis. Elle résulte du développement des organes sexuels masculins et ressemble à l'arête provenant de l'assemblage de deux éléments en plastique. Contrairement à ce que pensait un patient venu aux urgences, cette couture n'est ni pathologique ni le symptôme d'une intoxication due à l'ingestion d'un pénis. D'ailleurs, je n'ai jamais rencontré pareille intoxication, si bien que j'en suis venu à douter de son existence. Vous ne courez pas davantage de risque en mangeant un testicule – un testicule animal, s'entend. Pendant mes études et avant d'avoir opté pour l'urologie, j'admirais régulièrement les testicules de mouton au rayon viande de mon supermarché turc. Je ne me suis jamais risqué à en acheter, parce qu'il aurait fallu les consommer. Peut-être essaierai-je un jour de me rendre dans le paisible petit village serbe d'Ozrem, qui accueille chaque année le Championnat du monde de cuisine des testicules (World Testicle Cooking Championship), où l'on peut déguster toutes sortes de recettes qui les accommodent. Ce n'est sûrement pas pire que ces œufs de poule cuits dans de l'urine d'enfant que l'on consomme en Chine. Je ne connais heureusement ce mets délicat que par les reportages diffusés sur une chaîne de télévision déguisée en chaîne d'information continue.

Revenons aux testicules de l'homme en espérant qu'il ne s'en trouve pas dans les assiettes à Ozrem.

— Anomalies de la migration testiculaire —

L'embryon est sexuellement indifférencié jusqu'à la septième semaine de grossesse. Certes, il possède bien deux chromosomes X ou un chromosome X et un chromosome Y, mais ce n'est qu'au bout de sept semaines que le petit corps commence à lire les informations qu'ils renferment. Et sur le chromosome Y est inscrit, en plus d'une foule de choses concernant la masculinité : transforme-moi en testicule. C'est évidemment très simplifié, mais l'embryon est un tout petit être qui fait gentiment ce qu'on lui dit. Dans un premier temps, les testicules sont « produits » à la hauteur des reins, puis ils effectuent une descente. Cette migration passive, qui résulte de la croissance corporelle, est également provoquée par des hormones – des substances sémiochimiques.

Normalement, le testicule est en place, c'est-à-dire dans le scrotum, dès le septième mois de la grossesse. La plupart du temps en tout cas.

Cependant, il arrive que les testicules du nouveau-né ne se trouvent pas encore là où ils doivent être. Dans ce cas, on attend six mois – après tout, il existe de mauvais randonneurs. Si rien ne se passe, il faut agir au plus vite, de préférence en lançant un avis de recherche en direction du pédiatre.

Avant, on avait deux possibilités : la thérapie hormonale jusqu'à l'âge de douze mois ou l'intervention chirurgicale (le cas échéant après l'échec de la thérapie hormonale). À l'heure actuelle, on a tendance à préférer l'opération.

Pour commencer, il faut découvrir où se trouve le testicule. Souvent il se cache dans la région de l'aine et, pour le repérer, il existe deux moyens : la palpation ou l'échographie. Si on ne parvient pas à le localiser, on pratique une cœlioscopie (aussi appelée laparoscopie) pour remonter jusque dans les reins – l'endroit où tout a commencé. Lorsqu'on l'a trouvé, il suffit en général d'une petite intervention pour effectuer le transfert.

Mais pourquoi tant d'efforts ? Après tout, le petit garnement est bien au chaud dans le corps et plus abrité qu'à l'extérieur, dans le scrotum. C'est que, pour produire de bons spermatozoïdes, le testicule a besoin de températures plus fraîches. D'ailleurs, de fréquents saunas ou bains chauds peuvent, pour la même raison, affecter la production de sperme et réduire pendant un temps la fertilité de l'homme.

Plus grave, toutefois, cette anomalie entraîne un risque accru de cancer du testicule et ce même après une intervention couronnée de succès. Voilà pourquoi les jeunes gens qui ont subi cette opération dans leur enfance doivent se livrer à une palpation régulière de leurs testicules à partir de la puberté – ou la faire effectuer en milieu médical.

Le testicule peut aussi se rétracter occasionnellement dans la région inguinale, mais dans ce type d'affection il revient toujours à sa position initiale. Cela ne nécessite pas de traitement, mais un examen régulier – une fois de plus : la palpation.

Torsion du testicule

On pourrait naturellement penser qu'à compter du moment où le testicule occupe son emplacement naturel, que ce soit de lui-même ou à la suite d'une intervention médicale, il est en sûreté. Or il a encore, cette fois au sens figuré, un long voyage à accomplir, durant lequel il peut se passer beaucoup de choses.

Il existe, jusqu'au premier anniversaire et, plus tard, entre douze et dix-huit ans, un cas d'urgence absolue : la torsion du testicule. Au cours de sa grande migration, le testicule emporte les vaisseaux qui lui assurent une bonne irrigation sanguine. Aussi est-il suspendu, tel un plongeur sous-marin, à un long câble qui l'approvisionne en substances de première nécessité. Il peut arriver que ce câble, qui comporte des artères, des veines et des nerfs, s'entortille. Ce qui est particulièrement redoutable, c'est que cela se produit parfois sans influence extérieure, par exemple en pleine nuit. Et dans ce cas, le testicule – tout comme le plongeur – se voit privé d'oxygène.

Comme lors d'une érection prolongée, le corps se manifeste par une douleur violente, par une rougeur et une enflure du testicule concerné. La torsion fait parfois légèrement remonter le testicule, qui peut alors se retrouver en biais. C'est aussi grave que cela en a l'air, car sans oxygène le testicule ne peut survivre. Il faut donc se rendre immédiatement à l'hôpital le plus proche. Prenez soin au préalable de vérifier qu'il y a bien un service d'urgences urologiques pour éviter de perdre un temps précieux. Une fois le diagnostic établi, on doit opérer dans les six heures, autrement l'organe risque la mort et l'amputation. Si l'intervention se passe bien et que le testicule retrouve une irrigation suffisante, on le recoud à l'aide de petits fils qui éviteront la réapparition d'une torsion. Comme on a constaté que cet accident constituait généralement un facteur de risque pour le second testicule, et qu'on a déjà le scalpel en main, on profite souvent de l'opération pour fixer celui-ci préventivement.

Il existe aussi une torsion partielle des bijoux de famille, également douloureuse mais moins dangereuse. Un certain nombre d'hommes ont sur les testicules de petits appendices qui rappellent les écœurantes verrues génitales. Comme elles, ces éléments résiduels du développement des testicules ne sont bons à rien, sauf à causer des ennuis en tournant sur eux-mêmes, avec pour résultat un gonflement accompagné d'un changement de couleur : de beige blanchâtre ils deviennent bleus, voire violet foncé. Ce peut être très douloureux. Il arrive qu'on voie ces petites hydatides tordues scintiller au travers du scrotum sous forme de points bleus. Pour prouver que les médecins sont capables de parler anglais, nous appelons ce phénomène Blue-Dot-Sign. Ce symptôme caractéristique n'est pas toujours présent, aussi est-il parfois difficile de faire la distinction entre une torsion et d'autres affections douloureuses. En cas de doute, il faut pratiquer une petite opération pour vérifier que tout va bien, parce que, si le médecin passe à côté d'un diagnostic de torsion, les conséquences peuvent être graves. Dans le cas contraire, il suffit d'un traitement médicamenteux pour apaiser la douleur et faire disparaître le gonflement.

Dr Google

Il est peut-être temps de varier un peu les plaisirs et de tester nos connaissances. De nombreux hommes affectés de troubles urologiques ont peur d'aller voir un médecin et cherchent conseil sur Internet. Vous connaissez sans doute ce phénomène : quand on fait une recherche, on tombe vite sur des sites en rapport avec la question posée. En soi, cela n'a rien de gênant et quand on veut savoir si un végétarien peut manger la chair des fruits, on trouve des réponses utiles. Mais quand on a besoin d'un conseil médical, il faut parfois se méfier. En voici une illustration à partir d'un exemple en apparence anodin.

Question de Murti46 :
Bonjour j'ai douze ans et je n'ai qu'un testicule est-ce que c'est dangereux pour la santé, j'ai très peur ?

Réponse de Schoschin :
Bonjour, c'est une question d'ordre médical, seul un médecin peut répondre. Comme je viens du milieu médical, je peux déjà te dire : pas de panique, tu es en parfaite santé ! Cela ne pose aucun problème. Concernant la procréation, seul un médecin pourra te dire si tu es apte à avoir des enfants. Personne d'autre. Sinon, comme je l'ai dit, pas de panique, tout est normal !!!

Commentaire de Murti46 :
Je vous remercie beaucoup alors tout ce qui peut arriver c'est que je ne puisse pas avoir d'enfants ? Rien de plus ?

Réponse de Mifsatius :
Non mais pourquoi ça arriverait tu es en aussi bonne santé que quelqu'un qui a deux testicules

Commentaire de Murti46 :
Je te remercie 100 000 fois

Commentaire de Mifsatius
Pas de souci

Reprenons cet échange d'un point de vue professionnel. Nous ignorons pourquoi Murti a choisi de s'accoler un 46, mais à l'en croire il a douze ans et ne possède qu'un testicule. Il aurait été judicieux de lui conseiller de s'adresser à ses parents ou de lui demander s'il a subi une opération dans son enfance. Cependant, voilà que Schoschin intervient. Il commence à juste titre par lui recommander de consulter un médecin, mais dans la phrase suivante il répond lui-même à la question. Il se dit issu du « milieu médical », se dotant ainsi d'une compétence qui inspire confiance. Or le « milieu médical » est vaste : on peut être agent d'entretien en salle d'opération comme ministre de la Santé. La seule chose que retient Murti46, c'est probablement la phrase : « Pas de panique, tout est normal !!! » Mifsatius renchérit et, pour finir, Murti46, très soulagé, adresse de gentils remerciements et distribue des bisous virtuels.

Pour savoir de quoi Murti46 souffre vraiment, il faudrait quelques examens. Les urologues ont un vieux dicton : on ne fait pas de diagnostic à travers le pantalon. Autrement dit, il faut voir le problème de ses propres yeux et, si possible, le palper. Dans ces conditions, même un spécialiste ne saurait procéder à un examen par le biais d'Internet.

Partons de l'hypothèse la plus favorable. Murti46 est né avec un seul testicule, ce qui peut tout à fait arriver et ne présente pas de danger du moment que le camarade reste en bonne santé et travaille comme il faut. Cela diminue juste un peu la fertilité. Mais si Murti46 a deux testicules, dont l'un se trouve encore caché dans l'abdomen ou dans l'aine, il court dix ou vingt fois plus de risques de développer un cancer du testicule.

Voyez vous-même la leçon que vous en retirez. Pour ma part, je sais au moins qu'un végétarien peut tout à fait consommer la chair des fruits.

Varices testiculaires

Les varices, ce sont ces vaisseaux sanguins qui se tortillent sous les collants beiges des dames d'un certain âge, c'est ça ? Exactement. Mais elles peuvent aussi se former sur le testicule. Plus précisément, un peu au-dessus, sous la forme d'une veine sinueuse. Quelle est la raison de ce phénomène ? Le sang en provenance du cœur qui circule dans le corps doit en permanence être réacheminé vers le cœur. De là, il se rend dans les poumons où il est alimenté en oxygène, puis de nouveau dans le cœur pour être renvoyé dans le corps au travers des artères. Ce sont les veines qui se chargent de rapatrier le sang appauvri en oxygène. Donc, pour résumer : les veines transportent le sang vers le cœur, les artères l'expédient dans le corps et le terme « vaisseau » désigne à la fois les veines et les artères. L'acheminement du sang depuis les membres inférieurs est donc un peu plus difficile parce qu'il faut lutter contre la pesanteur. Pour ce faire, le corps a doté les veines de valves. Ce sont de petites vannes qui empêchent le sang de céder à la pesanteur et de redescendre dans la veine. Quand ces vannes sont abîmées, ce qui peut être le fait d'un surpoids ou de l'âge, il se forme des varices. Faute de pouvoir circuler, le sang stagne. Les varices testiculaires peuvent aussi survenir chez les jeunes gens. On parle alors de varicocèle, laquelle se manifeste presque exclusivement sur le testicule gauche. Pour quelle raison ?

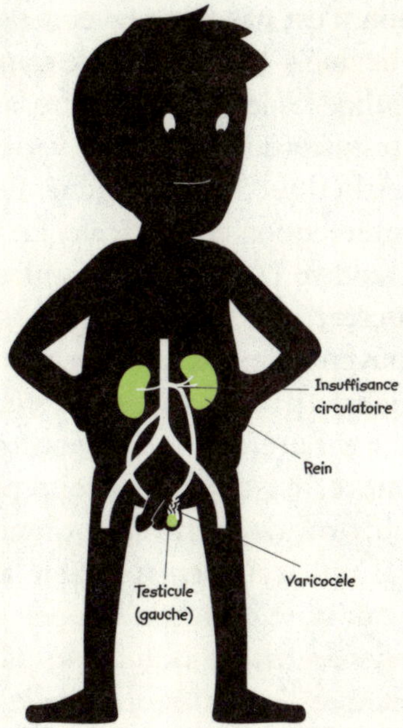

Du côté gauche du corps, le sang venant du testicule se déverse dans la veine rénale gauche. Comme le montre le schéma, le vaisseau sanguin décrit presque un angle droit avec la veine rénale. Du côté droit, le sang du testicule rejoint la veine cave inférieure à l'oblique. Dès lors, la circulation fonctionne moins bien à gauche. Si en plus les valves sont endommagées, le sang ne peut plus circuler et redescend en direction du testicule, où il s'accumule. Il se forme alors sur la bourse gauche un lacis bleuâtre de veines plus ou moins visibles selon la gravité de l'affection. Sur notre dessin, nous l'avons représenté par des filaments blancs sur la partie supérieure du testicule. Ce lacis de veines s'accentue en cas d'augmentation de la pression dans l'abdomen, sous l'effet de la toux, par exemple, ou d'un mouvement de compression.

Cette affection n'est pas très grave, mais – vous l'avez peut-être déjà deviné – la rétention de sang peut réduire la fertilité masculine. Si le patient souffre, s'il présente un faible taux de testostérone ou si cette varicocèle lui pose un problème esthétique, il suffit généralement d'avoir recours à une intervention chirurgicale. En cas de varices, une opération contre la varicocèle peut augmenter les chances de procréer.

Comme si souvent, il existe diverses modalités d'intervention chirurgicale. L'objectif est de stopper le reflux du sang. Pour ce faire, on peut ligaturer le vaisseau sanguin (le coudre) en divers endroits par le biais de la technique du trou de serrure ou d'une intervention à ciel ouvert. Il est également possible de lui injecter une substance qui va le boucher. Un peu comme si l'on versait de l'huile de friture bouillante dans le conduit d'évacuation et que l'on attende qu'elle refroidisse et bouche le tuyau. C'est ce qu'on appelle « scléroser un vaisseau ». On pourrait se demander où va le sang issu du testicule lorsque la route principale est fermée. Ce sont dès lors les multiples petits vaisseaux présents qui reprennent cette tâche. Et notre corps est si malin qu'il tient compte de la surcharge qui affecte désormais les petites routes de campagne en les élargissant.

Grosses bourses

Jusqu'à présent, nous avions une disparition, une torsion et des varices. Or que se passe-t-il lorsque la bourse, au lieu d'être vide, tordue ou variqueuse, est extrêmement volumineuse ? Ce n'est pas si rare et les raisons peuvent en être multiples.

On voit fréquemment des patients affligés de très gros testicules souffrir d'insuffisance respiratoire. On se demandera à juste titre quel rapport il peut bien y avoir entre ces deux symptômes. La réponse est très simple : nombre de ces patients ont également une jambe enflée. Une échographie du scrotum montre alors que l'intérieur du testicule est parfaitement normal, mais qu'il y a une grande quantité de liquide dans les tissus sous-cutanés. L'origine du problème est donc pour ainsi dire élucidée : le liquide s'accumule dans les tissus parce que le cœur ne pompe pas avec assez de force.

Dès lors que notre pompe ne fonctionne plus à plein régime, la pression s'accroît dans les petits vaisseaux sanguins et les liquides pénètrent dans les tissus. Ce sont les zones qui sont le plus loin du cœur, à savoir les pieds et les jambes, qui sont les premières touchées. Là aussi, la pesanteur joue un rôle. En cas de faiblesse cardiaque persistante, ce stockage de liquide peut même noyer le scrotum, voire les poumons – ce qui explique l'insuffisance respiratoire. Si pour le testicule cette situation ne présente aucun danger, le patient, en revanche, doit être pris en charge par un spécialiste des maladies internes qui remettra le cœur au pas.

L'augmentation du volume testiculaire peut aussi résulter d'une affection de nature purement urologique : le cancer du testicule.

Cancer du testicule

Comme presque tous les organes du corps humain, le testicule peut être le siège de tumeurs malignes. Et ce qui est terrible, c'est que ce sont souvent de jeunes patients qui en sont atteints. Le cancer du testicule est le type de cancer le plus répandu chez les hommes entre dix-huit et trente-cinq ans. Nous avons dit plus haut que le fait d'avoir eu un testicule dans la région de l'aine ou de l'abdomen entraînait un risque accru de développer ce cancer, même après une opération réussie. Voilà pourquoi il est très important que les jeunes gens concernés effectuent une palpation régulière de leurs testicules dès la puberté. Une injonction quasi officielle à faire joujou avec ses burettes ! Pas la peine de s'y livrer quotidiennement dans la cour de récréation, il suffit d'une fois par mois sous la douche. En quoi consiste cette palpation ? Le scrotum est pourvu sur ses côtés de deux testicules qui ont à peu près la taille d'une prune et sont élastiques au toucher. Nous autres médecins avons la plaisante habitude de visualiser le volume des parties du corps et des organes en les comparant à des fruits. Vous en trouverez maints exemples dans ces pages et j'espère que cela ne vous découragera pas. Ainsi, nous disons que la prostate a la taille d'un marron, tel abcès celle d'un noyau de cerise ou que le testicule possède le volume d'une prune. Attention à ne pas demander des prunes de la taille d'un testicule quand vous allez faire vos courses chez le marchand de fruits…

Mais revenons-en à la palpation. Les zones supérieure et latérale du testicule sont occupées par l'épididyme, qui est d'une consistance nettement plus souple et se blottit contre lui à l'instar d'un oreiller ergonomique. Il est également accessible à la palpation, quoique plus difficilement. Un testicule normal est légèrement élastique. Qu'il soit un peu sensible à la palpation est tout à fait normal. Les testicules gauche et droit ne sont pas nécessairement de la même taille, mais ne doivent pas accuser de différence trop marquée.

Un de mes instruments préférés est l'orchidomètre, que l'on utilise pour mesurer le volume testiculaire. C'est une sorte de collier de perles comportant des boules en bois ovales de tailles différentes. L'orchidomètre dans une main, le testicule du patient dans l'autre, tout est prêt pour les mesures. Cela dit, si vous espérez trouver un urologue portant son orchidomètre autour du cou comme un cardiologue son stéthoscope, vous risquez d'être déçu. En règle générale, l'auscultation et les mesures se font par échographie. Mais voilà que je m'égare de nouveau. Que fait-on lorsque le testicule est induré ou qu'il a augmenté de volume ?

Pour commencer, on prend rendez-vous chez un urologue et on ne s'inquiète pas inutilement. Même si le cancer du testicule est la forme de cancer la plus répandue chez les hommes jeunes, il n'en reste pas moins très rare : il ne touche chaque année qu'un homme sur dix mille.

En consultation, le médecin ausculte le testicule et effectue une échographie. S'il y a suspicion de tumeur, le patient est hospitalisé pour subir une ablation de l'organe. Les chances de guérison ont beau être élevées, cela n'en constitue pas moins un grand choc pour les jeunes patients.

On commence par inciser l'aine afin d'examiner le testicule atteint. Avant de procéder à l'ablation complète, on prélève sur la zone suspecte un petit échantillon qu'on envoie sur-le-champ à un pathologiste. Celui-ci l'examine au microscope pour vérifier si la tumeur est maligne. Il n'y a rien de pire ou presque que d'ôter un organe sain, quel qu'il soit.

Si le testicule doit être enlevé, on peut le remplacer immédiatement par une prothèse en silicone. D'un point de vue psychologique et esthétique, c'est important pour les jeunes patients. Au cours de l'opération, on prélève également un échantillon de tissu sur l'autre testicule même si l'échographie de celui-ci n'a rien révélé de suspect. Pendant la convalescence à l'hôpital, on effectue des images au scanner de l'abdomen et des poumons pour vérifier qu'il n'y a pas de métastases, c'est-à-dire de cellules cancéreuses disséminées dans d'autres parties du corps. Cette dispersion s'effectue d'abord par l'intermédiaire du réseau lymphatique, le système de drainage, et de défense immunitaire du corps. En cas d'amygdalite, par exemple, les ganglions lymphatiques du cou sont gonflés, le système immunitaire tourne à plein régime pour lutter contre les virus et les bactéries. Malheureusement, les cellules cancéreuses peuvent se servir de ce réseau pour se répandre dans les ganglions. Les images de l'abdomen et des poumons permettent, le cas échéant, de les repérer.

Chimiothérapie

Les chances de guérison restent élevées, même quand on a procédé à l'ablation totale du testicule et que des métastases se sont formées. Comme il est difficile d'accéder à ces dernières par voie chirurgicale, d'autant qu'un certain nombre d'entre elles sont invisibles à l'œil nu, on traite le patient par chimiothérapie ou par radiothérapie.

Les affections malignes sont multiples, aussi peut-on avoir recours à des chimiothérapies très différentes. Un grand nombre d'entre elles, toutefois, essaient de contrer le rythme rapide de division des cellules cancéreuses et donc leur multiplication. Les médicaments utilisés dans ce cadre sont appelés « cytostatiques », un terme d'origine grecque signifiant « qui bloque la cellule ». Malheureusement, ils n'agissent pas seulement sur les cellules malignes, mais également sur les cellules saines. C'est ce qui explique certains effets secondaires, comme la perte des cheveux. D'ailleurs, il arrive qu'après une chimiothérapie les cheveux changent de forme et de couleur. Des cheveux blonds et lisses peuvent se transformer en boucles brunes. En général ce n'est qu'un phénomène passager.

Un suivi par imagerie permet ensuite de s'assurer que les métastases ont bien disparu.

Par la suite, il est recommandé d'effectuer des contrôles réguliers, car une thérapie réussie n'exclut pas la récidive. Et pourtant, le cancer du testicule reste une affection modérée. Si quelqu'un sonnait à l'improviste à ma porte et m'obligeait à choisir un type de cancer, c'est pour celui-là que j'opterais. Après avoir quand même fait évaluer l'état de santé de ce visiteur indésirable par la police ou un psychiatre.

En parlant de visiteurs indésirables : vous êtes en train de manger une pizza avec vos collègues dans la salle de repos après vingt-quatre heures de service non-stop quand le téléphone se met brusquement à sonner, annonçant la visite d'un patient affligé d'un testicule surdimensionné. Le jeune homme a dix-neuf ans et cela fait un moment que sa bourse droite est plus volumineuse que sa voisine. Redoutant la consultation médicale, il a effectué quelques recherches sur Internet qui lui font craindre d'avoir un cancer. Il n'a pas de douleurs, juste un léger pincement occasionnel. On commence par le calmer et lui demander de s'allonger sur le divan d'examen. On procède à une échographie dont le résultat va permettre de le tranquilliser. Ce qui lui occasionne ce pincement déstabilisant, c'est une simple hydrocèle.

L'hydrocèle

Il en existe deux sortes. L'une est congénitale, ce qui n'est probablement pas le cas du jeune homme, car il s'en serait sans doute rendu compte plus tôt. Dans ce cas de figure, une fois sa migration effectuée, le testicule oublie de fermer la porte de son nouveau logis.

Nous avons dit au début de ce chapitre que le testicule était enveloppé d'un certain nombre de couches. La paroi abdominale, au travers de laquelle le testicule a effectué sa descente, en possède elle aussi plusieurs :

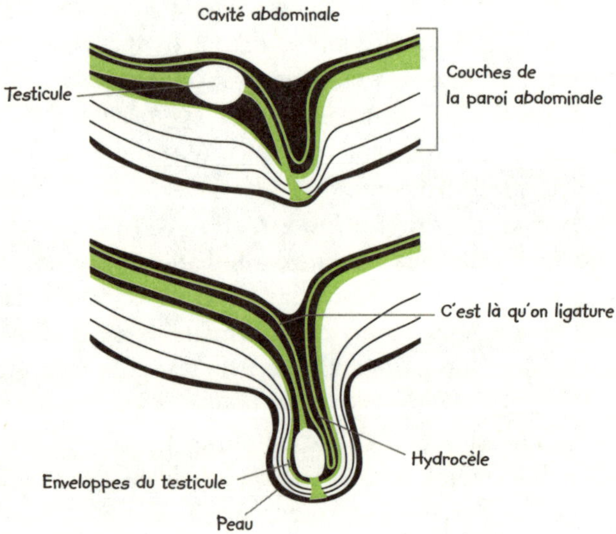

Or que fait ce grand égoïste de testicule ? Il emporte les couches de la paroi abdominale, tout simplement. Il peut alors arriver que l'une d'elles ne se referme pas correctement et que du liquide en provenance de la cavité abdominale pénètre dans la bourse. Cette malformation répond au joli nom d'hydrocèle communicante dans la mesure où le testicule « communique » effectivement avec la cavité abdominale. Cette affection est en général assez précoce et se soigne au moyen d'une intervention chirurgicale. La couche est cousue afin de supprimer la voie de communication. Il n'y a (presque) plus d'abonné au numéro demandé. Contrairement à l'hydrocèle de notre jeune patient, la variante génétique est d'ampleur variable, car la zone d'ouverture peut laisser passer le liquide dans les deux sens. Quand on fait le poirier, par exemple, l'eau reflue dans la cavité abdominale.

Les enveloppes testiculaires sont là pour produire une sorte de film lubrifiant autour du testicule et pour le réduire. Une inflammation ou une intervention dans cette zone peut bouleverser l'équilibre entre ces deux opérations si bien que le liquide s'accumule autour du testicule. Imaginons ainsi une prune nageant dans une petite bombe à eau qui, dans les cas extrêmes, peut atteindre la taille d'un ballon de baudruche. Dans les cours de formation continue en urologie, on raconte toujours l'histoire de cet employé agricole d'une région très rurale, contraint de transporter ses testicules dans une brouette pour se rendre chez le médecin. Pour ma part, je connais une dame d'un certain âge qui avait cousu une poche spéciale sur les caleçons de son mari affecté d'une hydrocèle. J'explique donc au jeune homme ce qu'il en est et lui conseille de prendre rendez-vous pour se faire opérer ou d'offrir à son amie des cours de couture. L'opération consiste à inciser légèrement la bourse et à en extraire le liquide ainsi que les enveloppes du testicule, après quoi on recoud soigneusement le tout. L'absence de ces enveloppes n'entraîne pas de conséquences gênantes pour le testicule et, si l'opération a réussi, on est quasi certain qu'il n'y aura pas de récidive.

Traumatisme testiculaire

Nous avons dit plus haut qu'en raison de sa situation le testicule était particulièrement exposé aux blessures. La plupart d'entre elles sont provoquées par des accidents de la circulation. Chez les enfants, ce sont surtout le vélo et la gymnastique qui peuvent être en cause. Quand les blessures testiculaires sont le résultat d'un accident d'ordre sexuel, il est rare que les patients en parlent ouvertement – ce qui rend d'autant plus surprenante l'histoire de cet homme arrivé en consultation avec une éraflure saignante sur le testicule.

Voici ce qu'il a expliqué. Il s'était mis à son aise en tchattant avec une Camgirl, une de ces filles qui s'exposent aux internautes sur des sites dédiés par le biais d'une webcam et moyennant finances. Malheureusement pour lui, son chat avait fait une apparition surprise entre ses jambes. Peut-être avez-vous déjà eu l'occasion de voir des jouets pour chats, par exemple ce bâton sur lequel est attachée une plume qui virevolte. Pussy, le chat de mon enfance (ce n'est pas une blague !), adorait ce genre de trucs. Remplacez la plume par le testicule et vous comprendrez sans peine ce qui s'était produit devant la caméra. Par chance, l'« arbre à chats » s'en était sorti sans dommages, parce que l'homme, probablement poussé par un pressentiment funeste, l'avait protégé de sa main. Le patient a eu droit à un rappel de tétanos et à un pansement stérile.

Il y a également des traumatismes dont la cause est moins drôle et dont les conséquences sont parfois nettement plus graves. Certaines blessures peuvent affecter les enveloppes testiculaires, voire provoquer une déchirure du testicule, ce qui nécessite une opération d'urgence. Heureusement, les dommages durables ou l'amputation sont très rares.

L'inflammation du testicule

Les ongles des orteils, les racines des cheveux et même les poumons peuvent être le siège d'une inflammation. Dans le cas du cœur, on l'appelle « endocardite » ; pour le cerveau on parlera d'« encéphalite ». Il existe des inflammations chroniques, des inflammations aiguës et des formes rhumatismales. La liste de leurs agents est presque aussi longue que celle des zones où elles peuvent survenir : radiations, froid, chaleur, substances corporelles comme les enzymes ou les métabolites et, bien sûr, les virus, les bactéries et les parasites. Dans le cas le plus grave, l'infection peut diffuser par le sang dans tout l'organisme, c'est la septicémie. Rien d'étonnant, dès lors, à ce que le testicule puisse s'enflammer. En général, toutefois, l'inflammation affecte non pas le testicule, mais l'épididyme, c'est-à-dire l'endroit où les spermatozoïdes parviennent à maturation et apprennent à nager. La cause la plus fréquente est une infection antérieure du méat urinaire ou de la vessie. Les patients rapportent souvent avoir éprouvé une sensation de brûlure au moment d'uriner avant que le testicule gonfle et devienne douloureux. Pour prendre une image, les bactéries empruntent le chemin inverse de celui des spermatozoïdes, ils vont donc de la vessie jusqu'aux testicules. Voilà pourquoi les médecins ont donné à cette affection le nom d'infection descendante. Chez les jeunes patients – disons jusqu'à quarante ans –, l'élément déclencheur d'une inflammation de l'épididyme est souvent un agent pathogène sexuellement transmissible comme ceux dont nous avons parlé dans le chapitre sur le pénis. Cela tient au fait que, chez les hommes jeunes, à l'inverse de ce qui se passe chez les femmes ou chez les hommes d'un certain âge, cela ne provoque généralement pas d'inflammation de la vessie.

Le médecin et anatomiste grec Galien de Pergame décrivait déjà en l'an 150 de notre ère les cinq symptômes classiques de l'inflammation : rougeur, enflure, douleur, excès de chaleur et limitation fonctionnelle. Pour une fois, les termes latins sont plus faciles à retenir : *rubor*, *tumor*, *dolor*, *calor* et *functio laesa*. L'examen d'un testicule enflammé illustre ces caractéristiques de manière particulièrement claire. Certes, la perte fonctionnelle n'est pas directement visible, mais avoir des relations sexuelles avec un testicule dans cet état pendant une quinzaine de jours n'est pas particulièrement agréable et ne favorise pas la guérison. Il s'y s'ajoute souvent de la fièvre et de l'épuisement et les marqueurs d'inflammation sont plus nombreux dans le sang. Les deux symptômes cités en dernier ont une certaine importance, car ils permettent d'écarter l'hypothèse d'une torsion. Depuis, nous savons qu'une inflammation du testicule nécessite une opération d'urgence. L'inflammation de l'épididyme, dont le nom latin, *Epididymitis*, me faisait désespérer au début de ma carrière, ne nécessite pas le scalpel : il suffit d'un traitement alliant des antibiotiques, des compresses froides et des médicaments qui font disparaître l'enflure, comme l'ibuprofène ou le diclofénac. Un petit coussin permet de maintenir le testicule malade en position surélevée. On peut en fabriquer un soi-même avec des chaussettes de tennis repliées que l'on glisse sous la bourse. Des inflammations fréquentes de l'épididyme peuvent avoir un effet négatif sur la qualité du sperme.

Dans les cas particulièrement graves, il peut arriver que l'inflammation gagne le testicule, ce qui nécessite des précautions supplémentaires, avec pour conséquence un traitement prolongé et des risques de complication accrus. Si l'épididymite bactérienne est de loin la forme la plus répandue d'inflammation dans le scrotum, il existe également une intéressante inflammation virale du tissu testiculaire dont l'origine n'est pas immédiatement perceptible : l'orchite, une inflammation du testicule et non de l'épididyme, consécutive aux oreillons. Vous avez peut-être déjà souffert de cette maladie virale qui, en dépit de son nom, touche les glandes salivaires. Si cela vous est arrivé pendant ou après la puberté, vous aviez environ trente pour cent de chances de développer une orchite ourlienne. Cette affection apparaît une dizaine de jours après l'inflammation des glandes salivaires avec sa tuméfaction caractéristique des joues et elle provoque des symptômes presque identiques, mais deux étages plus bas. Alors que les inflammations de l'épididyme sont le plus souvent d'origine bactérienne, dans ce cas ce sont les virus qui ont envahi le testicule en empruntant les vaisseaux sanguins. Comme les antibiotiques sont impuissants contre eux, les seuls remèdes sont le repos et les compresses froides. Un vaccin contre les oreillons, souvent couplé avec ceux de la rougeole, de la rubéole et, dans une moindre mesure, de la varicelle, aurait très certainement permis d'éviter le problème.

Les « douleurs du gentleman »

Nous conclurons ce chapitre en évoquant une affection quasi absente des ouvrages d'urologie, mais très intéressante : les « douleurs du gentleman » ou *blue balls* en anglais (les « boules bleues »). « Balls », comme le savent sans doute mes lecteurs, désigne familièrement les testicules. Dans le cas d'une érection prolongée sans éjaculation, il arrive que les testicules deviennent bleuâtres et douloureux. Cette douleur irradie parfois dans le bas-ventre et les testicules peuvent, comme c'est généralement le cas lors des relations sexuelles, augmenter de volume. S'il survient un orgasme qui met ensuite fin à l'érection, les symptômes disparaissent et les testicules retrouvent leur taille normale. Leur bleuissement s'explique par un afflux de sang au moment de l'acte sexuel. Les douleurs sont causées par les muscles très fins situés dans les canaux déférents qui se préparent constamment à l'éjaculation imminente et travaillent à plein régime. Si l'orgasme souhaité tarde à venir, les muscles se contractent comme dans une crampe du mollet.

Ce phénomène porte le nom de « douleurs du gentleman », parce que celui-ci retarde l'éjaculation pour pouvoir d'abord satisfaire sa partenaire. On parle aussi de « douleurs du marié » – cela dit, j'espère que ce dernier ne limite pas ses efforts à la nuit de noces. En tout cas, cela permet à plus d'un jeune époux de donner à son mariage la couleur du septième ciel…

Ce phénomène des boules bleues n'est pas dangereux, mais, s'il se manifeste fréquemment, il risque d'engendrer une appréhension de la douleur et une répugnance pour l'acte sexuel avec pour conséquence un amoindrissement de la capacité d'érection. Une discussion franche entre partenaires peut être tout à fait salutaire, car ces effets secondaires ne profitent ni à l'un ni à l'autre.

J'espère que ce chapitre sur les testicules vous aura été utile. Ceux qui l'ont apprécié pourront compléter leur information dans le chapitre sur le sperme et les hormones. Nous y parlerons de la production des spermatozoïdes, de l'infertilité et des missions de la testostérone.

PENSE-BÊTE

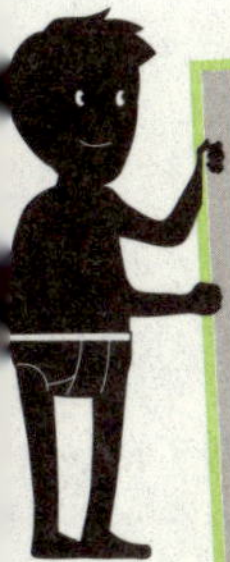

* Le testicule produit les spermatozoïdes et la testostérone.
* La couture brune est normale, la peau fripée aussi.
* En théorie, on peut renoncer à un de ses testicules.
* Le taux de guérison du cancer du testicule est de plus de quatre-vingt-dix pour cent.
* Les testicules gonflent pendant l'acte sexuel. En revanche, les anabolisants les font rapetisser.
* Si l'on touche la face interne du haut des cuisses, le testicule se rétracte. Ce mécanisme de protection s'appelle le « réflexe crémastérien ».

SPERME ET HORMONES

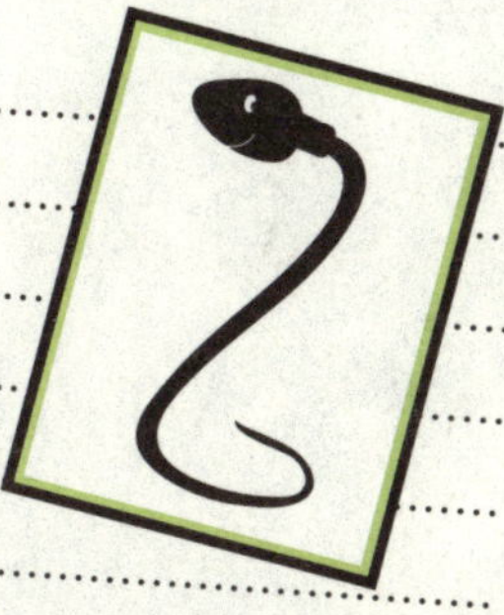

Nom : Spermatozoïde

Taille : 60 micromètres

Couleur : Transparent

Poids : Pas de surcharge

Profession : Reproduction

Hobbys : Natation

Aliments préférés : Blanc d'œuf

Situation de famille : Quelque chose en vue

Meilleurs amis : Michael Phelps

Pas trop mon truc : La chaleur

Film préféré : Allô maman, ici bébé

Chanson préférée : Voyage au centre de la Terre

Emoji préféré : 🚀

Devise : Harder, better, faster, stronger

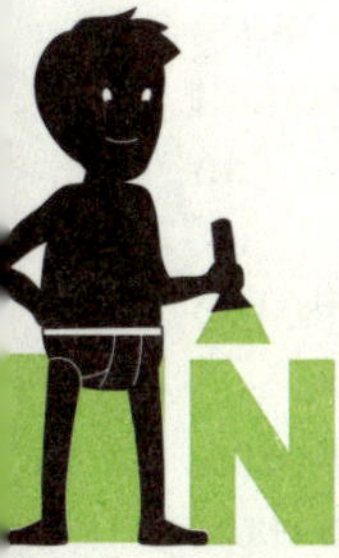

Nous avons dit plus haut que les spermatozoïdes et la testostérone étaient produits dans le testicule. S'il y a un problème avec les spermatozoïdes, on ne s'en aperçoit généralement qu'au moment où l'on veut avoir des enfants. Visuellement parlant, l'éjaculat ne donne aucune indication sur la présence ou l'absence de spermatozoïdes. En revanche, on détecte plus rapidement les dysfonctionnements touchant la production des hormones. Prenons la puberté, par exemple. Les changements ne se bornent pas à l'apparition de quelques poils sur le scrotum ou à la formation des seins chez les filles. Nombre d'entre eux sont liés aux hormones, aux substances sémiochimiques de notre corps, qui transmettent aux cellules et aux organes des informations ou, plus exactement, des ordres. S'agissant des hormones sexuelles, testostérone et œstrogènes, l'important est de savoir en quelle quantité elles sont présentes dans notre corps et selon quelle proportion, car on les trouve aussi bien chez l'homme que chez la femme. Le testicule produit de petites quantités d'œstrogènes. Par ailleurs, les tissus adipeux peuvent transformer la testostérone en œstrogènes. Par conséquent, plus il y a de tissus adipeux, plus l'homme produit d'œstrogènes.

La puberté n'est pas le seul moment où surviennent des changements hormonaux. Chez les femmes, la diminution de la production d'œstrogènes liée à la ménopause peut être source de multiples problèmes. En vieillissant, les hommes peuvent eux aussi souffrir d'une diminution de la production de testostérone de sorte qu'en prenant de l'âge, les deux sexes tendent à se rapprocher au plan hormonal. C'est plutôt mignon !

Entre ces deux extrêmes, il y a la moitié d'une vie. On fait les premières expériences – bonnes ou mauvaises – du plaisir et de la sexualité. Les érections surviennent, qu'elles soient voulues ou qu'elles se manifestent dans les situations les plus embarrassantes. Elles disparaissent aussi, souvent sans qu'on le veuille. On s'interroge sur la contraception la plus appropriée et sur la contribution de l'homme en ce domaine. Pour certains couples, c'est l'inverse : ils veulent absolument avoir des enfants, mais n'y parviennent pas. Nombre de ces problèmes sont passés sous silence, ce qui contribue souvent à les aggraver. Certes, l'urologue, l'endocrinologue (le spécialiste des hormones) ou le gynécologue ne peuvent pas faire de miracles, mais ils sont tout de même capables d'identifier et de soigner un certain nombre de troubles.

Il n'existe qu'un seul cas – peu fréquent – où l'homme doit avoir recours à un gynécologue, en dehors de son éventuelle collaboration au moment de la naissance de ses enfants. En Allemagne, en effet, les hommes représentent un pour cent des cancers du sein. En règle générale, les seins tiennent une grande place dans les pensées des hommes, mais peut-être ces derniers devraient-ils de temps à autre s'inquiéter un peu des leurs. La palpation ne peut pas faire de mal, mais, étant donné le nombre infime d'affections, elle n'est pas absolument nécessaire.

Les glandes mammaires des jeunes gens peuvent augmenter de volume au cours de la puberté, toutefois ce phénomène disparaît le plus souvent avec la maturité sexuelle. Mais voyons d'un peu plus près la puberté masculine. Comme aucun de mes amis n'a voulu servir de cobaye, examinons la puberté presque normale d'un spécimen né en 1983.

La puberté

Je n'ai plus de souvenirs très précis des phases que j'ai traversées au cours de ma puberté, mais je n'ai pas été particulièrement précoce. Cela dit, il n'y a pas de schéma préétabli en la matière, chacun évolue à sa façon. Après les entraînements de foot, j'observais chez mes coéquipiers les stades les plus divers de la puberté dans toute leur splendeur. J'étais déjà un peu envieux même si, en ma qualité de gardien de but, je rêvais surtout d'une poussée de croissance. À l'époque, je ne savais pas encore que mes testicules avaient apparemment exaucé les prières que je formulais chaque soir entre mes draps du FC Bayern et qu'ils commençaient déjà à produire de la testostérone.

Les testicules se mettent à produire de la testostérone parce qu'ils en ont reçu l'ordre d'une autre hormone sécrétée par l'hypophyse, laquelle reçoit ses ordres de l'hypothalamus. C'était aussi l'hypophyse, apparemment très proche de mon centre de prières, qui sécrétait cette hormone de croissance si essentielle à mes yeux, mais dont l'effet tardait quelque peu à se faire sentir. Quoi qu'il en soit, en se mettant à produire de la testostérone, mes testicules prenaient du volume. Cela se passait insidieusement, sans que je m'en rende vraiment compte. Ils étaient secrètement imités par les vésicules séminales et les canaux déférents ainsi que par la prostate et les glandes de Cowper – des organes importants pour l'homme dont nous aurons l'occasion de reparler.

À cette époque, je n'avais pas encore de poils au-dessous de la ceinture, mais déjà des rêves humides survenant généralement à l'improviste. Comme, à ce stade, la production de sperme est encore un peu à la traîne de la production hormonale, il s'agissait surtout de sécrétions relativement « sans valeur » en provenance de la prostate et des vésicules séminales. C'est en tout cas ce que je suppose au regard des travaux de recherche qui existent sur le sujet, car il est rare que l'on apporte son sperme en cours de biologie pour l'examiner au microscope. Peu de temps après apparurent les poils pubiens tant désirés, suivis d'une poussée de croissance.

Malheureusement, cette brusque croissance eut quelques effets indésirables sur ma vue. Certes, j'étais désormais suffisamment grand pour la cage de foot, mais le temps que je comprenne pourquoi je ne parvenais pas à arrêter le ballon, tous les dénicheurs de talents s'étaient déjà fait leur opinion sur mon compte. Et si la « Star Academy » avait existé à l'époque, ma voix abîmée par la mue m'aurait difficilement permis de rêver à une grande carrière. Par conséquent : ni star du foot ni vedette du showbiz. Du coup, je ne risquais pas de me retrouver un jour dans « Je suis une célébrité, sortez-moi de là ». Je fis donc comme tous les jeunes gens, je me concentrai plus ou moins sur ma scolarité. Mais il y avait les filles, pour lesquelles j'éprouvais curieusement un intérêt croissant. Cela venait sans doute de la testostérone. Mon pénis se mit peu à peu à grandir, sa peau ainsi que celle de mes bourses devinrent légèrement plus foncées. Là encore, l'action des hormones et leur effet sur les cellules pigmentaires de l'épiderme. Les poils pubiens furent suivis de poils sous les aisselles et je devins un peu plus musclé. Un peu plus.

En dehors de l'école et des filles, il y avait bien sûr aussi un certain temps consacré à la masturbation. Bon pour la santé ? C'est un peu comme avec l'alcool : il vaut mieux éviter d'exagérer et d'écluser quatre bouteilles avant que midi ait sonné. Mais boire de temps en temps un verre de vin au dîner ne fait assurément pas de mal. Dans l'intervalle, nombre de mes amis avaient vu leur pilosité corporelle s'accentuer, une pilosité que l'on exhibait ou toilettait avec soin en fonction des injonctions de la mode. Aujourd'hui encore, à trente-trois ans, je suis en attente d'un supplément de barbe sur le menton ainsi que d'un second poil sur le torse – ce qui n'a rien de bien inquiétant du moment qu'on s'est accommodé de la situation. Sans compter qu'on dépense moins d'argent en lames de rasoir. Il y a peu, j'ai poussé un cri d'allégresse en remarquant sur ma poitrine la présence d'un nouveau poil jusqu'à ce que je m'aperçoive qu'il s'agissait d'un cil qui avait terminé là sa course. Bon, en tout cas, cela me permet de rêver.

La puberté peut donc survenir à des moments différents et de manière différente. D'un point de vue médical, j'ai sans doute eu une puberté tardive (*Pubertas tarda*) due à un retard de développement constitutionnel. Dit comme ça, on pourrait penser que c'est grave, mais cela signifie simplement que j'étais un peu lent. Comme je n'en ai pas vraiment souffert et que par la suite tout a fonctionné comme il fallait, aucune intervention n'a été nécessaire. Et par une espèce d'équité, j'ai été épargné par les boutons et les filles me trouvaient mignon – c'était un bon point de départ.

Si ce retard est cause de souffrance chez l'adolescent, il est toujours possible de donner un petit coup de pouce à la puberté avec un peu de testostérone. Dans de nombreux cas, toutefois, une production amoindrie de testostérone peut induire un dérèglement de la puberté ou d'autres changements corporels. Les urologues appellent cela l'« hypogonadisme ».

L'hypogonadisme

Ce terme désigne un défaut d'activité des gonades, c'est-à-dire, ici, des testicules. Les causes de cette affection sont multiples. Cela peut-être un dysfonctionnement de l'hypophyse, qui sécrète l'hormone ordonnant aux testicules de produire la testostérone. Mais il arrive aussi que les testicules, tout en ayant reçu cet ordre, ne l'exécutent pas. C'est comme une mère (l'hypophyse) qui voudrait crier à son fils (le testicule) de ranger sa chambre (ranger sa chambre = produire de la testostérone). Si la mère est muette, il ne se passe rien. Même chose si le fils est sourd. Si l'hypophyse ne fonctionne que de manière restreinte, cela ne suffit généralement pas à donner l'ordre de produire la testostérone, car les hormones qu'elle sécrète agissent sur d'autres fonctions corporelles. La mère souhaite communiquer non seulement avec son fils, mais aussi avec toute la famille. C'est ainsi que les hormones de l'hypophyse, en plus de stimuler la production de testostérone, donnent le coup d'envoi de la fabrication des spermatozoïdes. Si l'on ne remédie pas à cette déficience, le défaut de développement pubertaire peut entraîner toute une série de problèmes : absence de pilosité corporelle, testicules de petite taille, seins et même, si paradoxal que cela puisse paraître, une grande taille avec des membres allongés. En effet, au moment de la puberté la testostérone n'aide pas seulement à édifier le corps et les muscles, elle veille aussi à mettre un terme à la croissance des os afin qu'ils ne se déploient pas dans tous les sens comme les bourgeons d'un arbre. Si, à la fin de la puberté, la production de testostérone accuse une baisse, celle-ci peut se manifester par de nombreux symptômes : diminution de la libido, problèmes d'érection ou hypertrophie des seins (gynécomastie). S'y ajoutent perte de force, dépression ou même un affaiblissement de la capacité de penser. Souvent, cette affection n'est diagnostiquée qu'à l'occasion d'un désir d'enfant inassouvi en raison d'une production insuffisante de spermatozoïdes. Si vous souffrez de ce genre de trouble depuis un certain temps, il ne serait sans doute pas inutile de faire un bilan hormonal.

Le cas inverse, la surproduction de testostérone, est très rare, car le corps a inventé une stratégie intelligente pour l'éviter. Cette stratégie offre quelque similitude avec le mécanisme d'une chasse d'eau. La plupart des réservoirs de W-C sont pourvus d'un flotteur interdisant l'afflux d'eau à partir d'un certain niveau. Dans cet exemple, l'eau représente le taux de testostérone, le robinet, le testicule, et le mécanisme permettant de faire affluer l'eau, l'hypophyse. En cas d'augmentation, le taux de testostérone se régule de lui-même. Si le niveau de l'eau ou de testostérone est trop bas, parce qu'il ne sort pas grand-chose du robinet, on peut compenser de l'extérieur pour atteindre le taux souhaité – c'est souvent ce que l'on fait lorsqu'il y a une carence en testostérone.

Or qu'est-ce qui se passe quand on administre au corps de la testostérone dont il n'a pas besoin, par exemple sous la forme de stéroïdes anabolisants tels que ceux utilisés dans le bodybuilding ? Ces substances analogues à la testostérone servent à augmenter la masse musculaire du ventre, des jambes, des biceps, etc. Mais si on continue d'alimenter joyeusement la chasse d'eau, à un moment donné le robinet déclare forfait alors que le taux de testostérone, lui, continue de grimper. Un niveau très élevé peut induire de graves effets secondaires, à savoir endommager le foie et les reins ou favoriser certains troubles du comportement, comme l'agressivité ou la dépression. Dans ce cas de figure, le corps déborde littéralement de testostérone. Et comme le robinet (le testicule) n'a plus rien à faire, il se rouille. Les muscles grossissent tandis que les testicules rétrécissent. À chacun de décider s'il souhaite ou non tenir compte des effets produits par la prise d'anabolisants – sans oublier que vendre, posséder et acheter ces substances est interdit par la loi sur les médicaments.

À propos de bodybuilding, j'ai eu récemment un cas intéressant. Je ne saurais dire si le jeune homme en question prenait des anabolisants. Son gabarit le laissait supposer, mais ses testicules fonctionnaient normalement. C'est pour une autre blessure qu'il s'est présenté aux urgences. Quand on imagine ce qu'on peut faire pour se détendre après un entraînement sportif, on pense tout de suite à s'asseoir sur son canapé avec son chihuahua et, peut-être, à consommer une barre énergétique. Le chien devait lui aussi avoir faim, car il a planté ses dents dans la saucisse de son maître. Oh, ai-je oublié de mentionner que le jeune homme ne portait rien en bas ? Content que sa femme ait réussi à imposer son choix – lui voulait acheter un dogue allemand –, il m'a montré une petite blessure sur son pénis. Deux points de suture et un rappel de tétanos plus tard, le maître a pu quitter l'hôpital.

Partons du principe que vous avez surmonté la puberté sans trop de peine et que vous pouvez à présent partir à l'attaque avec des armes opérationnelles. Les enrayages passagers ne sont pas dramatiques, pas plus que les tirs prématurés. Avec une arme véritable, ce serait nettement plus grave. Pourtant c'est un sujet qui préoccupe beaucoup d'hommes.

Éjaculation précoce

Qu'est-ce que vous vous dites après avoir vu le dernier *James Bond* ? Qu'il y a vraiment quelque chose qui cloche dans votre vie ? Qui n'aurait pas envie d'une montre aussi chère qu'une voiture de sport avec corde élastique Bungee intégrée permettant de sauter d'un hélicoptère et d'atterrir dans un lit à baldaquin, à côté d'une ravissante Bond-Girl étendue dans une pose lascive ? Et tout cela dans un complet sur mesure avec à la main un martini auquel ce saut a fait office de shaker.

Je ne pense pas que la majorité des hommes sortent du cinéma en nourrissant ce genre d'envies, car ils savent qu'ils ont une vie normale, formidable, et ne confondent pas la réalité et la fiction. Pantalon de jogging et bière fraîche au lieu du smoking-martini. Ça sonne bien mieux. Mais quand ils voient un porno, nombreux sont ceux qui ne s'interrogent pas suffisamment sur la vraisemblance du film, surtout quand ils sont jeunes et peu expérimentés en matière sexuelle. Là, les pénis ont la taille d'un avant-bras et les ébats durent autant qu'un match de football. La réalité est un peu différente. Nous avons déjà parlé de la taille moyenne du pénis. Et qu'en est-il de la durée moyenne d'un rapport sexuel, de la pénétration du pénis dans le vagin jusqu'à l'éjaculation ? En Allemagne, il est rare qu'un homme puisse tenir la durée d'un match de foot ou même celle d'une mi-temps. Il n'arrive généralement même pas jusqu'à la première pause publicitaire. On compte en moyenne cinq minutes. Si on est au-dessous, cela ne signifie pas forcément qu'il y a un problème. Deux ou trois minutes peuvent être pleinement satisfaisantes. Une fois de plus, la question est très subjective – nous mettons ici de côté celle de la satisfaction de la partenaire.

En revanche, si l'éjaculation survient régulièrement en moins d'une minute, il y a un souci. Parfois même, elle se produit avant la pénétration. Si c'est occasionnel, ce n'est pas grave du tout et la femme se sentira peut-être flattée du désir qu'elle suscite. De son côté, et c'est important, l'homme ne doit pas aussitôt en déduire qu'il a échoué. Il peut arriver qu'un changement de partenaire, une période d'abstinence prolongée ou un nouvel emploi soient cause d'éjaculation précoce. Il y a aussi l'accoutumance – pardon pour le manque de romantisme –, qui entraîne une diminution de l'excitation sexuelle. Les médicaments ou l'alcool constituent également un facteur d'éjaculation précoce – tout en produisant parfois l'effet inverse. L'important est de pouvoir en parler avec son partenaire avant que cela ne crée une pression psychologique, qui constitue souvent l'essentiel du problème – et, au plus tard, lorsqu'on décide d'entamer un traitement. Il existe des techniques d'autothérapie faciles à mettre en œuvre chez soi. La première a été élaborée par les sexologues William Masters et Virginia Johnson, dont le travail et la vie ont donné lieu à une série télévisée américaine tout à fait intéressante. Leur méthode, la technique du squeeze, consiste à couper court à l'envie d'éjaculer en exerçant une légère pression sur le gland à l'aide des doigts, après quoi on reprend le rapport momentanément interrompu. On peut aussi faire une pause jusqu'à ce que l'envie d'éjaculer se dissipe. Il est également possible de s'exercer en se masturbant. Dans de nombreux cas, il pourra être judicieux d'associer cette méthode à une thérapie comportementale.

Tout le problème vient de ce que chez l'homme l'orgasme et l'éjaculation sont suivis d'une phase ou période dite « réfractaire », qui lui interdit temporairement tout nouvel orgasme. Une stimulation sexuelle du membre, manuelle par exemple, risque même de lui être désagréable. Chez la femme, en revanche, ce moment de repos survient généralement beaucoup plus tard, et en attendant elle est tout à fait en mesure d'éprouver encore plusieurs orgasmes. Certaines choses n'ont manifestement pas été bien pensées par la nature ou n'ont pas connu un processus d'adaptation approprié. Là, c'est donc aux médecins de s'y coller.

En dehors des méthodes comportementales citées plus haut, il existe des traitements à base d'anesthésiques locaux sous forme de pommade ou de gel. Ces produits insensibilisent légèrement le gland, retardant ainsi l'orgasme et l'éjaculation. On trouve dans le commerce des préservatifs déjà imprégnés de ce type de gels. Si le produit est utilisé sans préservatif, il est important de rincer la verge avant le rapport sexuel pour éviter que le clitoris et le vagin de la partenaire ne soient également insensibilisés, ce qui n'est pas vraiment l'effet recherché. Si aucun de ces moyens n'est efficace, on peut alors recourir à une thérapie médicamenteuse à l'aide de cachets initialement destinés à lutter contre la dépression. Reprenons l'exemple que nous avons évoqué plus haut, celui de la mère et du fils. L'éjaculation correspond à l'acte de ranger sa chambre. La substance administrée permet tout simplement de fermer la porte de la pièce, si bien que le fils n'entend rien.

Peu importe la durée de l'acte sexuel du moment qu'il en résulte un produit de qualité supérieure : les spermatozoïdes. Cette qualité, nous pouvons l'observer de plus près au microscope.

Le sperme à la loupe

Quand est-il nécessaire de s'installer dans une cabine et de remplir un petit récipient d'éjaculat pour le faire examiner au microscope ? Rares sont les hommes qui arrivent dans un cabinet d'urologie en exprimant leurs doutes. La plupart du temps, ce sont des patients inquiets qui ont trouvé du sang dans leur sperme. Dans presque cinquante pour cent des cas, on ne parvient pas à en identifier la cause et ce sang ne tarde pas à disparaître, comme dans les saignements de nez. Si le phénomène persiste, il convient alors de faire un examen précis des testicules et de la prostate.

La présence de sang dans le sperme n'est pas un indicateur de qualité. Quand le patient fait état d'un désir d'enfant inabouti, il est nécessaire d'effectuer un spermogramme, c'est-à-dire un examen du sperme au microscope. Ou, dans la situation inverse, à titre de contrôle après une stérilisation, car si les canaux déférents ont été ligaturés et sectionnés, l'éjaculat ne devrait plus contenir de spermatozoïdes. Nous y reviendrons.

Commençons par examiner le sperme de plus près. Le volume normal d'une éjaculation est compris entre deux et six millilitres. Cela dépend évidemment du moment où se situe la dernière en date, car il faut un peu de temps pour que les réservoirs se remplissent de nouveau. Extérieurement, le sperme est d'un blanc grisâtre légèrement trouble. Il peut avoir tendance à virer au jaune, ce qui n'a rien d'anormal. Une fois à l'air libre, il perd sa consistance gélatineuse et se fluidifie.

Un petit conseil pratique : si votre sperme atterrit dans les poils pubiens, n'essayez pas de l'enlever à l'eau chaude, la glaire se répandrait comme le blanc d'œuf dans la poêle et formerait des petits grumeaux tenaces. Il vaut mieux utiliser de l'eau froide. Plus gênante, en revanche, est l'allergie au sperme, un phénomène rare, qui touche surtout les femmes. Le contact avec l'éjaculat provoque chez la personne allergique des manifestations comparables à celles du rhume des foins. Le préservatif s'impose alors comme le remède le plus simple. À éviter, bien sûr, si l'on souhaite avoir un enfant. Dans ce cas, il est tout indiqué de prendre des antihistaminiques – comme pour une allergie saisonnière. Ce ne sont pas les spermatozoïdes qui sont la cause de cette affection, mais une protéine présente dans l'éjaculat de tous les hommes. Par conséquent, il n'est ni utile ni souhaitable de changer de partenaire.

Venons-en à la dimension olfactive du sperme, qui n'est pas non plus sans rapport avec le pollen. Qu'on lise un ouvrage spécialisé ou le dernier *Marie Claire*, on retrouve toujours la même comparaison avec le châtaignier dont les fleurs auraient, semble-t-il, la même odeur.

Personnellement, je l'associe plutôt au sorbier lorsque celui-ci est en pleine floraison printanière – et je ne suis pas le seul. On pourra trouver cette odeur gênante ou stimulante, mais dans l'ensemble elle a plutôt tendance à rebuter.

On observe la même chose concernant le goût du sperme. Tout d'abord, disons clairement qu'il appartient à chacun/chacune de décider s'il ou elle souhaite se livrer à cette expérience. Les hommes qui demandent à leur partenaire – femme ou homme – d'avaler leur sperme devraient commencer par en prendre une cuillère à café. On lit souvent que l'ananas transforme le sperme en un mets de choix, mais en ce domaine la recherche n'est pas très concluante. Il est communément admis qu'il vaut mieux pour l'homme renoncer au café, à la nicotine, à l'alcool, à l'ail, aux asperges et au chou-fleur, car ces produits donnent de l'amertume au sperme. En revanche, on favorisera la menthe, les fruits, la cannelle, la cardamome et le persil. Les poudres et pilules vendues sur le marché américain promettent même une amélioration du goût avec l'augmentation du volume de l'éjaculat, mais les appréciations postées sur les sites marchands sont plutôt mitigées à cet égard.

Que le sperme ait une odeur de tabac froid ou de parfum, n'oublions pas qu'il s'agit d'un vecteur potentiel de maladies vénériennes (voir le chapitre sur le pénis). Pour pouvoir se prononcer scientifiquement sur un éjaculat, il ne suffit pas de le flairer et il n'est heureusement pas nécessaire de le goûter. Il faut un microscope – comme ceux que je convoitais pendant les cours de sciences nat. Avant de donner un échantillon de sperme, il est recommandé d'observer trois à cinq jours d'abstinence. En règle générale, on a besoin de deux échantillons recueillis à des moments différents, car la texture du sperme peut présenter des variations sensibles. Avant de les examiner sous la loupe, on mesure le pH, qui doit être compris entre 7,2 et 8,0 pour que les spermatozoïdes puissent survivre dans le milieu acide du vagin. Quand on observe du sperme pour la première fois au microscope, on voit tout de suite que les spermatozoïdes ressemblent vraiment à l'image un peu BD qu'on en donne :

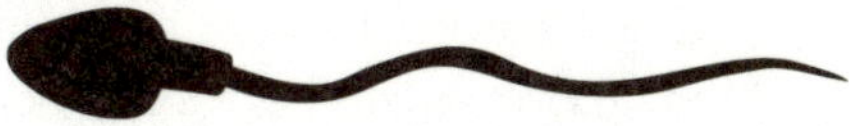

L'élément le plus important, c'est la tête du spermatozoïde, avec son noyau cellulaire qui transmet notre patrimoine génétique, lequel est stocké sur les chromosomes. En plus des quarante-quatre chromosomes « normaux » présents dans toutes nos cellules, il comporte deux chromosomes responsables de la détermination sexuelle : XX pour les femmes et XY pour les hommes. Par sécurité, les gènes existent en deux exemplaires. En revanche, ils n'apparaissent qu'une fois dans le spermatozoïde et l'ovule, autrement dit vingt-deux, plus un X dans l'ovule et plus un X ou un Y dans le spermatozoïde, afin que l'union s'effectue plus facilement. C'est donc le spermatozoïde qui décide du sexe de l'enfant.

La tête est suivie d'un élément intermédiaire un peu plus court renfermant une sorte de moteur qui meut la queue (flagelle) du spermatozoïde. Les proportions indiquées sur le dessin sont relativement conformes et toutes les parties doivent être présentes. Les petits compagnons ont une vitesse de propulsion étonnante. La technique de nage joue également un rôle important. Certains sont rapides, mais se déplacent circulairement, tandis que d'autres nagent en ligne droite, mais trop lentement. Les plus performants sont évidemment ceux qui progressent rapidement vers l'avant. Il peut arriver que plusieurs spermatozoïdes soient collés, ce qui nuit à leur qualité. Dans les cas extrêmes, il se forme une gigantesque pelote et seuls quelques spécimens parviennent à se mouvoir isolément. Il en résulte un véritable chaos – imaginez une classe de primaire dans laquelle tous les enfants formeraient une cohue inextricable. Ils seraient bien incapables de se rendre au parc de loisirs.

Une éjaculation libère au moins trente-neuf millions de spermatozoïdes. Leur décompte n'est pas un travail de titan réservé aux cancres des études de médecine. Il suffit d'effectuer un dénombrement sur une petite portion de l'éjaculat, puis d'extrapoler. Un spermogramme sera considéré comme normal si l'échantillon contient au moins trente-deux pour cent de spermatozoïdes dotés d'une bonne mobilité et quatre pour cent de normalement constitués. Par conséquent, si quatre-vingt-seize pour cent des spermatozoïdes sont altérés, le sperme n'en reste pas moins normal dès lors que le reste fonctionne correctement. Si ce n'est pas le cas, la procréation risque d'être difficile.

Mais avant d'en venir à cette question, parlons de la contraception en nous concentrant sur l'homme.

La contraception

Dans cette partie, nous évoquerons la contraception essentiellement du point de vue masculin, mais qu'il s'agisse d'une relation durable, d'une liaison passagère ou d'une rencontre d'un soir, les deux partenaires devraient se sentir concernés. Dans une relation stable, il ne s'agit pas tant de parer au risque de MST que de prévenir une grossesse non désirée. Si l'on décide de se passer de préservatifs, il peut être judicieux d'effectuer un test gratuit et anonyme de dépistage du sida pour balayer des doutes éventuels. Même quand on est sûr du résultat, le sentiment qui prédomine pendant la période d'attente est négativement proportionnel à celui qui s'installe dans l'attente des résultats du jackpot au loto. Il va de soi que ce genre de test devrait se pratiquer non seulement au début d'une relation stable, mais aussi chaque fois qu'il y a eu un souci lors d'une aventure d'un soir.

À ce propos, étant titulaire d'une carte de professionnel de la santé, j'ai fréquemment reçu des coups de fil nocturnes d'amis qui me demandaient conseil quand ils avaient oublié d'utiliser un préservatif ou que celui-ci avait craqué. En l'occurrence, il ne s'agissait pas tant d'un test de dépistage que de savoir comment se procurer la *pilule du lendemain*. Depuis mars 2015, ce contraceptif d'urgence qui empêche l'ovulation et par voie de conséquence la grossesse est disponible sans ordonnance en pharmacie. Du coup, je dors mieux le week-end. Il ne faut pas trop tarder à la prendre après le rapport non protégé, sous peine de voir son efficacité s'amoindrir. Car si l'ovulation survient, il n'y a plus rien à faire. Alors, en résumé, mieux vaut se protéger correctement !

Il existe un outil statistique permettant de mesurer l'efficacité des méthodes de contraception, l'indice de Pearl, qui doit son nom à son inventeur, le biologiste américain Raymond Pearl. À partir d'un échantillon de cent femmes, il permet d'établir combien d'entre elles tombent enceintes au cours d'une année d'activité sexuelle régulière avec une protection donnée. Prenons par exemple la pilule contraceptive. Le taux est de un pour cent si la prise de pilule est systématique. Les préservatifs se situent entre deux et douze pour cent, un écart qui s'explique par les modes d'utilisation. Avec le coït interrompu, c'est-à-dire le retrait de la verge avant l'éjaculation, le risque est de trente pour cent. Les jeunes femmes de vingt ans qui font l'amour sans se protéger présentent un taux de grossesse de quatre-vingt-cinq pour cent. Dans la même situation, celles de trente-cinq ans ne sont plus que cinquante pour cent à tomber enceintes. Un fait qui n'est pas sans conséquence sur un éventuel désir d'enfant.

Peut-être avez-vous souri en lisant ma remarque sur les modes d'utilisation du préservatif. C'est que son emploi n'est pas si facile. Tout d'abord, il faut trouver la bonne taille. À cet égard, la longueur est moins importante que la circonférence. Si celle-ci est sous-évaluée (cas le moins fréquent), il y a un risque accru de rupture du latex. Si on la surévalue, le latex pendouille sur le membre, qui risque de le perdre au cours du rapport. Les préservatifs courants ont une largeur comprise entre quarante-sept et soixante-neuf millimètres – dûment estampillée par l'Institut allemand de normalisation (DIN).

Pour savoir quel préservatif utiliser, vous devez mesurer la circonférence de votre membre en érection. À cet effet, on peut se servir d'un mètre ruban ou d'un lacet que l'on reportera ensuite sur une règle. Si elle est de cent millimètres, ce qui correspond à la moyenne allemande, divisez ce nombre par deux et vous obtiendrez votre taille de préservatif, à savoir cinquante millimètres. Douze centimètres de circonférence correspondent à un préservatif de soixante millimètres. Un jour que j'achetais des préservatifs en parapharmacie, la caissière m'a fait remarquer qu'ils étaient fabriqués par l'entreprise qui commercialisait également de l'alimentation pour bébés. À supposer que celle-ci triche un peu pour défendre ses intérêts, les préservatifs, même bien ajustés, ne serviront pas à grand-chose ! Une fois qu'on a le bon modèle, reste à l'utiliser. En le mettant, il convient de procéder avec soin et de le dérouler correctement. Lorsqu'on change de position au cours du rapport sexuel, il faut se montrer prudent et maintenir le préservatif en place – tout comme au moment de se retirer du vagin.

Si on en a assez de tout ce cirque, peut-être est-il temps de voir si l'on ne peut pas s'épargner durablement les astreintes de la pilule et les assommantes manipulations du préservatif. Attention, j'anticipe : je ne recommande pas la technique de l'injaculation décrite dans le chapitre sur la prostate. Jusqu'à présent, l'homme s'est tenu à l'écart de la contraception, si l'on excepte le préservatif, et ce parce qu'il n'y avait guère d'alternative. Désormais, il peut se soumettre à une intervention. Je veux parler de la stérilisation ou vasectomie, comme disent les urologues. Lors de cette petite opération qui ne nécessite pas d'hospitalisation, on met à nu les canaux déférents un peu au-dessus du testicule, puis on les sectionne et on les ligature. Par mesure de sécurité, on place les extrémités des deux canaux dans des couches de tissus différentes pour éviter qu'ils ne se rejoignent. La vasectomie doit être impérativement précédée d'un entretien détaillé, car on attend normalement de la stérilisation une infertilité définitive. On recommande aux hommes jeunes de bien réfléchir avant de faire cette démarche, beaucoup plus importante que le coût de l'intervention, qui est de l'ordre de cinq cents euros. Environ cinq pour cent des hommes qui ont subi cette opération en viennent par la suite à regretter leur décision. Un de mes patients voulait revenir sur sa stérilisation parce qu'il avait la sensation que son sperme s'accumulait dans son corps et lui remontait dans la gorge. Ne nous méprenons pas : lors d'une vasectomie, on sectionne les canaux déférents, mais le patient continue d'éjaculer – sans spermatozoïdes, c'est tout. Et les testicules ne se gorgent pas de spermatozoïdes à l'image d'un ballon de baudruche gonflé d'air. Le corps produit encore de la semence, mais en quantité réduite, et au bout d'un moment il la détruit tout simplement. Il est donc possible de remettre en contact des canaux déférents précédemment sectionnés et de satisfaire ainsi au désir de paternité du patient, mais la procédure n'est pas toujours couronnée de succès : plus la stérilisation est ancienne, plus les chances de réussite diminuent. Sans compter que cette opération a un coût nettement plus élevé que la vasectomie. Trancher un tuyau d'arrosage est relativement facile, le rafistoler pour qu'il reprenne du service l'est nettement moins.

Canal déférent : on/off

Un artisan berlinois a inventé un commutateur pour le canal déférent et l'a fait breveter. La mise en place du dispositif s'effectue lors d'une intervention en ambulatoire, comme pour la stérilisation. On commence par sectionner le canal déférent, puis on installe un petit commutateur entre les extrémités, similaire à l'interrupteur situé sur le fil d'une lampe de chevet. Si l'on ne souhaite pas avoir d'enfants, on appuie sur les deux petits interrupteurs placés dans les bourses, ce qui est censé assurer l'étanchéité du canal déférent. Le courant ne passe plus, la loupiote est éteinte. Au moment voulu, on actionne de nouveau l'interrupteur et on remet le courant – les spermatozoïdes recommencent à circuler. Pour le moment, l'inventeur de ce clapet en est l'unique porteur, il fait état de résultats satisfaisants – dont un mauvais spermogramme (conformément à l'effet recherché) quand l'interrupteur est en position *off*. Ce système raffiné n'en comporte pas moins un risque, à savoir que les canaux déférents cicatrisent à l'endroit du raccord et se referment. Il n'est pas non plus exclu que ce corps étranger, quoique constitué d'un matériau inoffensif, provoque des inflammations ou soit rejeté par le corps.

Il serait évidemment plus élégant que l'homme puisse lui aussi avaler une pilule et restreindre un temps sa fertilité. Il existe à l'heure actuelle un médicament prometteur qui agit sur la mobilité du spermatozoïde en le freinant de manière à empêcher la pénétration dans l'ovule. Comme si souvent en médecine, il s'agit d'un médicament créé pour une autre raison et dont les effets sur le sperme ont été découverts par hasard. Alors qu'on testait sur des animaux une substance inhibant l'activité du système immunitaire, un immunosuppresseur, on s'est aperçu que les souris ainsi traitées ne procréaient plus. Aussi les chercheurs ont-ils fait ce qu'ils savent très bien faire : ils ont cherché. Tout d'abord, ils ont découvert en les observant au microscope que les flagelles des spermatozoïdes bougeaient à peine. Ceux-ci arrivaient encore à nager, mais pour pouvoir pénétrer dans l'ovule, il est nécessaire d'avoir un bon coup de queue (pardon pour cette formulation, mais il n'y a pas moyen de dire les choses autrement), ce qui n'était pas le cas de ces spécimens. Le médicament altérait un élément constitutif du spermatozoïde, produit à tort dans d'autres cellules cruciales pour le système immunitaire et contre lequel les chercheurs voulaient lutter. Les immunosuppresseurs sont utilisés par exemple pour empêcher les phénomènes de rejet lors des greffes de rein – une opération qui relève aussi de la compétence de l'urologue. Si l'on parvenait à agir de manière ciblée sur ce fameux élément qui assure la mobilité du spermatozoïde, ce serait sûrement un point de départ intéressant pour développer une pilule à l'usage de l'homme et l'impliquer davantage dans la contraception. Que la pilule soit prise par l'homme ou par la femme, la confiance réciproque et, le cas échéant, la protection supplémentaire d'un préservatif continueront certainement à jouer un rôle important.

Portrait de l'urologue en cigogne

Venons-en au problème inverse : si les efforts d'un couple souhaitant avoir un enfant restent vains après un an de rapports sexuels réguliers non protégés, on parle d'infertilité. Contrairement à ce que l'on pensait autrefois, l'homme joue à cet égard un rôle non négligeable. Les causes de l'infertilité sont réparties assez équitablement entre les deux sexes. Dans un tiers des cas, le problème vient de l'homme. La proportion est la même pour la femme. Et dans le tiers restant, il s'agit d'une combinaison défavorable de facteurs provenant des deux partenaires.

Pour comprendre les causes de cette infertilité, le moyen le plus simple, quoique souvent négligé, est l'entretien avec le patient. Les questions posées peuvent être très intimes, portant entre autres sur la fréquence et le moment des rapports, ainsi que sur les positions adoptées. On parle aussi de l'existence éventuelle d'enfants issus de relations antérieures et de questions d'ordre général telles que les maladies passées, la consommation d'alcool, de nicotine et la prise régulière de médicaments. Le fait qu'un des partenaires ait déjà eu un enfant avec quelqu'un d'autre ne signifie pas qu'il soit nécessairement fertile. L'incapacité d'engendrer n'est pas toujours congénitale, elle peut survenir ultérieurement.

Chez la femme, l'âge a aussi une grande importance : lorsqu'elle est jeune, elle est plus réceptive. Qui plus est, les risques de malformation du fœtus augmentent avec les années. Chez l'homme, la qualité des spermatozoïdes diminue avec l'âge, mais dans une moindre mesure. Je parlais plus haut d'une année d'efforts infructueux : cette formule n'est pas à prendre au pied de la lettre. Certains couples ont tout simplement besoin d'un peu plus de temps. Mais, les années passant, il faut veiller à ne pas manquer le coche d'un examen approfondi. Car, si les tentatives restent vaines, il est bon de s'interroger.

Reprenons donc depuis le début. Pour commencer, il faut s'assurer que toutes les conditions sont réunies pour que les rapports sexuels puissent être féconds. Outre la fréquence, il y a aussi la question du moment, en fonction du cycle menstruel de la femme. Les jours les plus propices se situent lors de l'ovulation, c'est-à-dire à peu près au milieu du cycle. L'ovule est fécondable pendant une durée maximale de vingt-quatre heures, mais les spermatozoïdes peuvent survivre jusqu'à six jours à l'intérieur du corps de la femme. C'est bon à savoir si vous vous protégez au petit bonheur la chance en pensant avoir encore quelques jours de sécurité avant la période de fécondité. Ce qu'il faut savoir aussi, c'est que le cycle menstruel varie d'une femme à l'autre – et d'un mois à l'autre. Autrement dit – et désolé pour ce manque de romantisme : si on veut des enfants, calendrier et appli peuvent être utiles et augmenter les chances de grossesse. Mais que l'homme et la femme évitent de trop se mettre la pression, ce qui pourrait être source de troubles psychiques et fonctionnels susceptibles en retour de faire obstacle à une grossesse. Le stress, par exemple, qu'il soit d'ordre professionnel ou privé, a une influence sur la fertilité des deux partenaires.

Partons de l'hypothèse que tout va bien chez la femme et tournons-nous vers l'homme. Ah, encore une chose avant d'aller plus loin : merci d'arrêter tous les deux de fumer, parce que la nicotine réduit la fertilité de moitié. Mieux vaut également diminuer sa consommation d'alcool. Bon, maintenant, revenons-en à l'homme.

Nous l'avons déjà dit, les testicules ont besoin de fraîcheur pour travailler comme il faut. Il est donc recommandé de renoncer aux bains chauds, au sauna et au solarium. En revanche, rien n'interdit de porter des caleçons ou des jeans étroits. Et pas d'inquiétude, un bain chaud peut réduire la qualité des spermatozoïdes un temps, mais ce n'est pas définitif.

Si vous avez gentiment suivi tous ces conseils et que vos efforts restent vains, il y a un certain nombre de facteurs à examiner. Il se peut que la production de spermatozoïdes dans les testicules ne se fasse pas comme il faut. Les causes en sont multiples et nous en avons déjà rencontré un certain nombre dans les pages qui précèdent : rétention testiculaire, inflammations bactériennes ou virales comme dans les oreillons, ou cancer du testicule. Dans ce dernier cas, le problème ne vient pas seulement de l'ablation, mais aussi des suites de la radiothérapie ou de la chimio – même de celle utilisée dans d'autres types de cancer. Voilà pourquoi on conseille aux jeunes hommes devant subir une chimiothérapie de faire congeler leur sperme. Un stockage professionnel dans de l'azote liquide coûte dans les quatre cents euros par an et les frais sont malheureusement à la charge du patient.

Comme nous le savons déjà, le testicule produit des spermatozoïdes sur « l'ordre » des hormones. Or, même si tout se passe bien et que les spermatozoïdes sont en nombre suffisant, ceux-ci peuvent être déficients, comme dans l'exemple que nous avons cité en évoquant la pilule masculine. Mais prenons pour hypothèse que la production s'effectue correctement. Pour arriver à destination, les spermatozoïdes doivent être acheminés hors du testicule en direction de l'urètre. Par suite de certaines maladies, les canaux déférents peuvent se boucher. Il arrive aussi qu'ils soient absents en raison d'une malformation. Comme l'éjaculat se compose essentiellement de sécrétions issues des vésicules séminales et de la prostate, on ne s'en aperçoit le plus souvent que lorsque le désir d'enfant reste insatisfait. Pour résoudre ces différents problèmes, on s'attaque à leur cause. On peut opérer les voies spermatiques pour les élargir, soigner les inflammations avec des antibiotiques et pallier de l'extérieur les carences hormonales. L'objectif est toujours de faire en sorte que les enfants puissent être engendrés de la manière la plus naturelle possible, à savoir par les relations sexuelles.

Si le prophète (le spermatozoïde) ne va pas à la rencontre de la montagne (l'ovule), on peut l'amener en taxi jusqu'au pied de celle-ci afin qu'il en effectue l'ascension. On utilise alors un cathéter spécial pour rapprocher le sperme préparé en laboratoire de l'ovule, dans lequel on le laisse pénétrer tout seul. Si cela ne fonctionne pas non plus, il faut alors faire venir la montagne au prophète, qui rejoindra seul le sommet. Il est évident que déplacer une montagne demande beaucoup plus d'efforts. Dans notre cas, cela signifie tout d'abord procéder à une stimulation hormonale de la femme afin que plusieurs ovules puissent mûrir en même temps. Ensuite, on les prélève à la faveur d'une petite intervention et on les met en contact avec le sperme. Dans la méthode de fécondation dite *in vitro*, c'est aux spermatozoïdes de trouver le chemin de l'ovule dans une éprouvette, autrement dit de faire eux-mêmes l'ascension de la montagne. S'ils n'en sont pas capables, par manque de force par exemple, on se servira de l'hélicoptère : on injecte le sperme dans l'ovule à l'aide d'une très petite seringue sous microscope optique. C'est ce qu'on appelle très simplement « l'injection intracytoplasmique de spermatozoïdes », ou ICSI en anglais. Ces deux types de procédures sont mis en œuvre sur plusieurs ovules, qui restent ensuite en observation au laboratoire. Ensuite, on réimplante dans l'utérus l'ovule fécondé qui s'est bien développé et a entamé son processus de division cellulaire. L'opération peut être précédée de tests visant à dépister d'éventuelles anomalies génétiques. Les ovules fécondés qui ne sont pas réimplantés restent congelés en vue d'autres essais ou sont jetés.

Les femmes jeunes et en bonne santé ont la possibilité de faire congeler leurs ovules « frais ». Peut-être le font-elles pour pouvoir mieux planifier leur désir d'enfant et le concrétiser une fois que leur carrière professionnelle est assurée, ou bien parce qu'elles n'ont pas encore rencontré le père potentiel. Quoi qu'il en soit, cette procédure, surnommée *social freezing*, attire un nombre croissant de femmes. Cela étant, le simple fait de sélectionner certains ovules et de jeter les autres est propice à susciter des débats éthiques. À quel moment la vie commence-t-elle et quelle marge d'influence sur ce processus pouvons-nous nous permettre ? Beaucoup de gens se posent ces questions, notamment les couples qui ont recours à ces techniques. Cependant, celles-ci sont vite oubliées lorsqu'ils tiennent enfin leur enfant dans leurs bras.

Même si la qualité du sperme diminue légèrement avec les années, un homme peut en principe procréer jusqu'à un âge avancé.

Il est nécessaire d'avertir les patients que certaines opérations, dont celle de la prostate, peuvent entraîner une stérilité. Lorsqu'on évoque cet effet secondaire, les sexagénaires se mettent souvent à rire en assurant qu'ils n'ont plus l'intention d'agrandir la famille. Mais, quand on explique que la capacité d'érection peut aussi s'en trouver affectée, les mines s'assombrissent. La sexualité du troisième âge est encore largement passée sous silence. Oui, nos parents ont bien dû coucher deux ou trois fois ensemble – en fonction du nombre de nos frères et sœurs. Quant aux gens d'un certain âge, ils n'ont plus de rapports sexuels, sauf peut-être Hugh Hefner, le patron de *Playboy*. Mais, quand on est urologue, on se rend compte qu'ils sont nombreux à ne pas avoir renoncé à la sexualité, loin de là. Et tenez-vous bien : on les aide à la préserver.

Debout les gars !

Le désir sexuel a tendance à diminuer avec l'âge, mais souvent moins vite que la capacité d'érection[6]. Quatre-vingt-quatre pour cent des hommes dans la soixantaine sont encore sexuellement actifs. Entre soixante-dix et quatre-vingts ans, ils sont encore soixante et onze pour cent – et plus de la moitié à avoir des problèmes d'érection. En ce domaine, l'âge est le facteur de risque le plus important. Une dysfonction érectile pendant au moins six mois affaiblit l'érection au point que, dans soixante-dix pour cent des cas environ, il n'est plus possible d'avoir des rapports sexuels satisfaisants. En revanche, si les troubles sont occasionnels, il n'y a pas lieu de s'inquiéter.

Une « bonne » érection tient généralement à deux facteurs : l'accroissement du volume du pénis et sa rigidité. L'augmentation du volume est relativement facile à mesurer et à observer. Mais qu'en est-il de la rigidité ? Physiquement, la puissance de l'érection s'évalue en termes de rigidité axiale. Cette mesure indique le poids qui peut être fixé sur l'extrémité du pénis sans le faire plier. Il doit être au minimum de cinq cent cinquante grammes pour que le rapport vaginal soit possible. Par conséquent, si vous pouvez suspendre une livre d'asperges, accrochée à une tige, à votre pénis sans qu'il plie, c'est que tout baigne ! En pratique, cependant, ce test ne signifie pas grand-chose, alors pas la peine d'essayer de le reproduire chez soi. Il existe une méthode un peu plus simple pour évaluer la capacité d'érection d'un patient, à savoir un questionnaire, l'Index international de la fonction érectile (IIEF, en anglais).

Cinq questions sur vos rapports sexuels

Points	1	2	3	4	5
1. Êtes-vous sûr de pouvoir avoir une érection et de la maintenir ?	Pas sûr du tout	Pas très sûr	Moyennement sûr	Sûr	Très sûr
2. Quand vous avez eu une érection consécutive à une stimulation sexuelle, avec quelle fréquence a-t-elle été suffisante pour vous permettre de pénétrer votre partenaire ?	Presque jamais	Rarement	Parfois	La plupart du temps	Toujours
3. À quelle fréquence avez-vous été capable de rester en érection après avoir pénétré votre partenaire ?	Presque jamais	Rarement	Parfois	La plupart du temps	Toujours
4. Vous a-t-il été difficile de rester en érection jusqu'à la fin du rapport sexuel ?	Extrêmement difficile	Très difficile	Difficile	Un peu difficile	Pas difficile du tout
5. Lorsque vous avez essayé d'avoir des rapports sexuels, à quelle fréquence ont-ils été satisfaisants pour vous ?	Presque jamais	Rarement	Parfois	La plupart du temps	Toujours

Évaluation en fonction du nombre de points : **22-25 :** pas de dysfonction érectile ; **17-21 :** dysfonction érectile légère ; **12-16 :** dysfonction érectile de légère à moyenne ; **8-11 :** dysfonction érectile moyenne ; **5-7 :** dysfonction érectile grave.

Source : d'après R.C. Rosen *et al.*

Avant d'aller plus loin, il faut bien comprendre le fonctionnement de l'érection.

Comme nous l'avons expliqué dans la page 26, le pénis possède trois corps érectiles : deux corps caverneux sur les côtés et un corps spongieux sur la face antérieure, qui entoure l'urètre et forme le gland, lequel gonfle aussi lors d'une érection. Ces corps érectiles sont structurés comme une éponge et possèdent des vaisseaux sanguins internes qui les alimentent en sang (les pupilles de notre « smiley pénis ») ainsi que d'autres qui transportent le sang à l'extérieur. Ils sont entourés d'une enveloppe dure, puis d'une couche de muscles. La couche musculaire des deux corps caverneux extérieurs peut même se tendre lorsque le pénis est en érection. Cela rigidifie encore plus le pénis et le rend mobile. Essayez une fois d'observer tranquillement ce qui se passe quand vous avez une érection et que le muscle se tend. Vous verrez à quel point c'est important. Le corps spongieux, celui qui entoure l'urètre, est également enveloppé d'un muscle assurant une expulsion énergique de la semence au moment de l'épanchement. Vous pouvez palper ces deux muscles ainsi que les corps caverneux sur le pénis et dans la zone située entre les testicules et l'anus, le périnée. À cet endroit, les muscles pénètrent plus profondément à l'intérieur du bassin pour y former la musculature du plancher pelvien.

Avec l'âge, quand le muscle qui entoure l'urètre est moins tonique, il arrive que le volume de l'éjaculat diminue. Parfois aussi, cela continue de goutter un peu après l'évacuation des urines, l'urètre étant plus relâché et ne se vidant pas complètement. En pareil cas, il est bon de faire travailler les muscles concernés. Il existe une méthode facile, que l'on peut mettre en œuvre en position assise : faire comme si on réprimait son envie d'aller à la selle ou d'uriner, mais sans serrer les muscles fessiers. Essayez donc pendant le prochain embouteillage ou le soir sur le canapé. Si cela vous intéresse, on trouve sur Internet une foule d'autres exercices visant à renforcer les muscles du plancher pelvien.

Mais revenons-en à l'érection. La structure spongieuse des corps caverneux comporte aussi des petits muscles, que nous ne pouvons pas activer volontairement. Lors de l'érection, ils se détendent et les corps caverneux se remplissent de sang grâce à leurs vaisseaux internes. Au bout d'un moment, ils sont si gonflés qu'ils compriment même les vaisseaux destinés à transporter le sang à l'extérieur. Pour mieux nous représenter les choses, imaginons un ballon de rugby, la membrane interne percée d'une multitude de petits trous et entourée d'une enveloppe solide, légèrement élastique. Si nous gonflons ce ballon, il se met peu à peu à grossir, mais il y a encore de l'air qui s'échappe par les trous. Arrive un moment où le ballon est tellement rebondi qu'il atteint l'enveloppe solide, ce qui ferme les trous. Continuons à gonfler le ballon. Lorsque l'enveloppe, c'est-à-dire les muscles entourant les corps caverneux, se tend à son tour, on arrive au paroxysme de l'érection. Puis celle-ci prend fin, en général après l'orgasme, l'afflux de sang dans le pénis décroît, les muscles des tissus spongieux se contractent de nouveau et expulsent le sang de sorte que les corps caverneux se dégonflent. Le ballon rétrécit lentement, libérant les trous d'air, et l'érection se termine.

Ce système complexe peut rencontrer un certain nombre de problèmes. Il y a des hommes que cela ne dérange pas vraiment ; d'autres, surtout les jeunes, en souffrent beaucoup. Heureusement, cela ne concerne que deux pour cent environ des trente / trente-neuf ans. Chez les jeunes gens, justement, les difficultés ont souvent, en l'absence d'autre cause, une composante psychogène : une peur d'actionner la pompe permettant de gonfler le ballon. Si les érections nocturnes, qui surviennent à des moments précis des phases de sommeil, continuent de se manifester, il est clair que les troubles sont psychogènes. Quand les hommes se réveillent le matin avec une érection, c'est également lié à ces phases de sommeil paradoxal et non à une vessie pleine, même si celle-ci peut renforcer l'érection par la pression qu'elle exerce sur les muscles du plancher pelvien. Ces érections nocturnes sont importantes, elles permettent aux corps caverneux de ne pas se rouiller et de rester aptes à fonctionner. Et si, même à l'âge adulte, il n'y a pas d'éjaculation pendant un certain temps, le corps se charge occasionnellement d'y remédier pendant la nuit, comme dans un exercice d'alerte incendie.

En l'absence de composante psychique, le problème peut venir de la transmission de l'influx nerveux qui pousse notre cerveau à vouloir actionner la pompe à air en face d'images excitantes ou à la suite de caresses agréables. Cette déficience se rencontre lorsqu'il y a eu ablation de la prostate ou de la vessie en raison d'un cancer. Les fibres nerveuses responsables de l'érection passent dans cette zone et peuvent être endommagées par l'opération. Heureusement, ces nerfs ont la faculté de récupérer, au moins partiellement ; ils peuvent repousser et il n'est pas rare que le patient redevienne capable d'érections. Cette formidable faculté de repousse n'est pas l'apanage du tissu nerveux, elle se retrouve aussi dans le tissu hépatique.

Le diabète, qui abîme les nerfs et les petits vaisseaux sanguins, entraîne parfois des troubles de l'érection, des affections chroniques des vaisseaux sanguins ou de l'athérosclérose. Le rétrécissement des vaisseaux réduit l'afflux de sang dans les corps caverneux. Souvent aussi, les problèmes d'érection signalent l'existence d'une maladie du cœur ou des vaisseaux sanguins. Il faut donc se pencher sur la question, même si le patient n'y accorde pas une importance démesurée. À l'inverse, quelle n'a pas été la surprise des chercheurs qui, voulant tester un médicament contre l'hypertension au cours des années 1990, se sont aperçus que les participants devaient faire face à une hypertension d'un autre genre – dans le corps caverneux. Encore un médicament découvert par hasard et qui fit l'effet d'une bombe : ce fut l'acte de naissance du célèbre petit losange bleu, qui a depuis été produit par de nombreux fabricants sous des formes et des couleurs différentes et dans une version un peu modifiée. Cependant, toutes ces pilules ont un point commun : elles agissent sur la force et la durée de l'érection en prolongeant la détente des petits muscles présents dans le système spongieux des corps caverneux. Le ballon conserve donc l'air plus longtemps. L'important, c'est qu'il préexiste une capacité d'érection et une excitation sexuelle. Il ne suffit pas d'avaler une pilule pour avoir une érection. Si les comprimés ne produisent pas le résultat escompté, il ne faut pas pour autant abandonner d'emblée la partie. Il est fréquent qu'après la première prise l'excitation soit telle que l'effet s'en trouve paralysé, aussi faut-il persister. Ensuite, on peut toujours essayer des formules et des dosages différents.

Si le taux de testostérone a un peu baissé avec l'âge, il convient d'y remédier, car sans cette hormone la pilule bleue n'est pas très efficace. Si rien de tout cela n'est concluant, il existe une méthode qui consiste à injecter une substance directement dans les corps caverneux avant les rapports sexuels. Nul besoin de courir au cabinet d'urologie quand on souhaite avoir une érection, car on apprend à se faire soi-même la piqûre. Dans la plupart des cas, les patients sont satisfaits de cette technique ; sinon il y a toujours la possibilité d'introduire dans l'urètre un gel ayant un effet comparable. Cela étant, il faut savoir que les risques d'érection prolongée sont alors un peu plus élevés (*cf.* le chapitre sur le pénis).

Autre option : la pompe à vide. On place un cylindre en plastique sur le pénis et on aspire l'air, ce qui provoque un afflux de sang dans les corps caverneux. Quand la rigidité est suffisante, on place un garrot à la base de la verge pour empêcher le sang de s'évacuer. Il faut que ce garrot soit en caoutchouc ou qu'il possède un mécanisme d'ouverture pour pouvoir être ôté en cas de nécessité. L'anneau pénien fonctionne sur le même principe. Il est posé à la base du pénis lorsque celui-ci n'est pas encore totalement en érection afin de renforcer celle-ci en diminuant l'évacuation du sang. Si cet anneau est en métal et qu'on ne peut l'enlever soi-même si besoin, les conséquences peuvent être très désagréables. En pareil cas, deux solutions : l'urologue ou un outil approprié…

Enfin, aucune de ces méthodes ne produit l'effet attendu, il reste un dernier recours : une prothèse dans les corps caverneux. Il en existe de deux sortes. L'une maintient la verge en état de semi-érection permanente, de façon à permettre les rapports sexuels sans qu'il en résulte de gêne au quotidien. L'autre utilise un mécanisme ingénieux : grâce à un petit dispositif situé dans les bourses, on gonfle la prothèse avec du liquide. Du coup, le patient ne se promène pas constamment avec un pénis à moitié en érection. Cela étant, ce système est un peu plus délicat à mettre en œuvre. Les prothèses ne sont insérées que dans les deux corps caverneux latéraux, non dans le corps spongieux qui entoure l'urètre.

Par conséquent, le gland n'est en érection dans aucun de ces deux procédés.

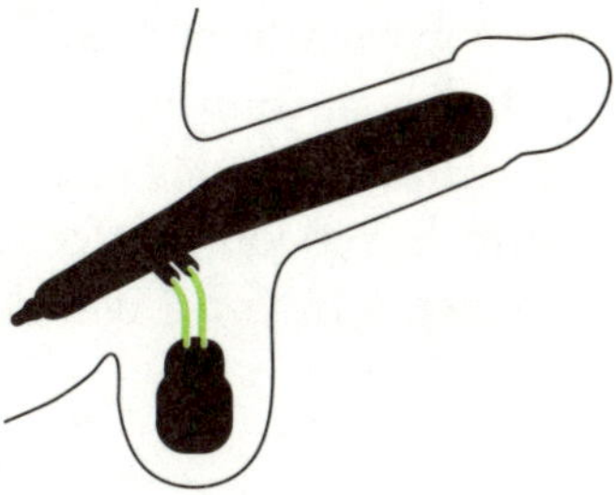

Enfin, il reste la possibilité – rarement utilisée – d'une greffe de pénis. À ce jour, on n'en connaît que trois exemples. Cependant, l'un des patients s'est fait ôter le pénis qu'on lui avait transplanté en 2005, sa partenaire et lui ne parvenant pas à s'accoutumer à cet organe étranger. Cela peut se comprendre… En revanche, une greffe réalisée en 2014 en Afrique du Sud a permis au bénéficiaire de procréer. Le jeune homme en question avait perdu sa verge à la suite d'une circoncision ratée. On peut aussi effectuer des transplantations dans le cadre d'un changement de sexe. Dans ce cas, on forme un pénis à l'aide de tissus musculaires prélevés sur l'avant-bras ou la cuisse.

Les chercheurs continuent de travailler pour mieux comprendre le fonctionnement du sexe masculin et le phénomène de l'érection, ainsi que pour développer des médicaments ou un outillage encore plus efficaces. Mon ancien chef raconte volontiers l'anecdote suivante datant de l'époque où il faisait de la recherche : un des cobayes avait été installé dans une salle d'expériences avec des électrodes sur le pénis et on lui faisait visionner des vidéos sexy pour stimuler ses corps caverneux. Pendant ce temps, ses érections étaient reportées par une imprimante sur du papier en continu. Le soir, mon chef entend de drôles d'appels en provenance de la salle. Il ouvre la porte et trouve son cobaye littéralement enfoui sous une masse de papier. On l'avait tout bonnement oublié et il n'avait pas osé se débarrasser des électrodes. Je serais curieux de connaître la version que cet homme donne de l'histoire – mais peut-être a-t-il choisi de se taire…

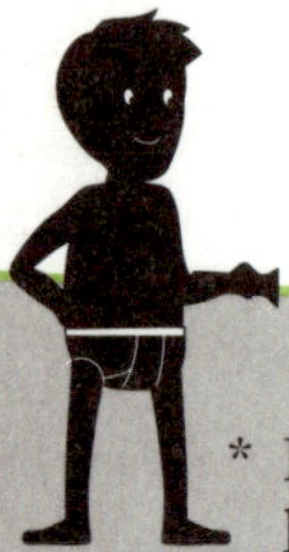

PENSE-BÊTE

* La puberté varie légèrement dans le temps selon les individus.
* L'utilisation (et le choix) d'un préservatif nécessite un apprentissage.
* Il ne suffit pas de prendre du Viagra pour avoir une érection.
* Il est sacrément important de parler de ses problèmes sexuels avec son/sa partenaire.
* Même avec 96 % de spermatozoïdes altérés, le sperme reste « normal », car cela fait au moins 1,6 million de petits gars parfaitement opérationnels.
* Les fœtus masculins peuvent avoir une érection dès leur séjour dans l'utérus maternel.

LA VESSIE

Nom : Vessie

Taille : 1 pinte

Couleur : Rouge (muscle)

Poids : Proportionnel à la taille

Profession : Recueillir le pipi (eh, il faut bien que quelqu'un s'en charge) et rester étanche

Hobbys : Me déguiser en lanterne

Animaux préférés : Le phoque et le poisson-globe

Quand je serai grand : Je serai pompier

Meilleur ami : Le sphincter

Pas trop mon truc : Les longs trajets en voiture, la Fête de la bière, le cancer et les bactéries

Chanson préférée : Il pleut bergère

Emojis préférées : 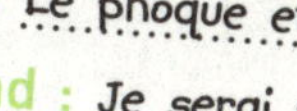

Devise : Ouvrez les vannes !

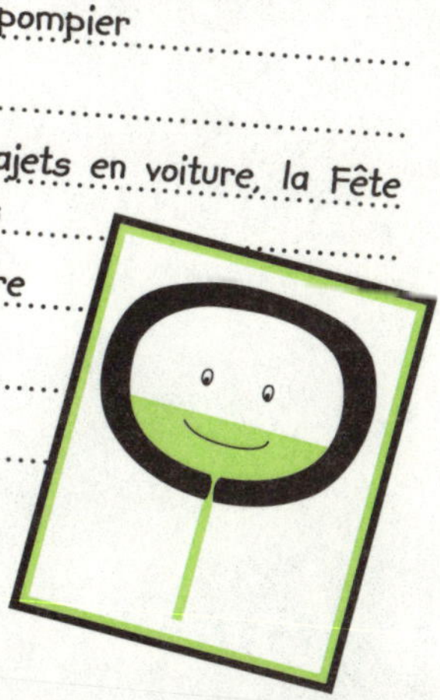

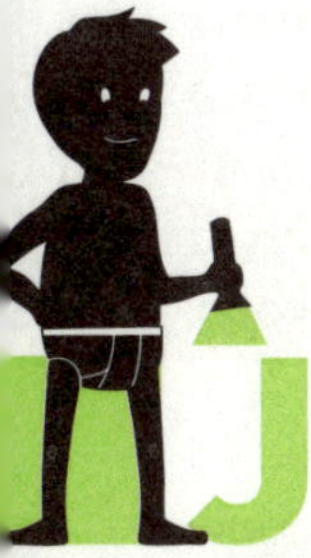

J'espère que mes lectrices n'ont pas succombé à l'ennui : après tout, il est plus que souhaitable de s'intéresser aux parties intimes masculines – et pas seulement à l'occasion de cet ouvrage. Mais venons-en maintenant à un organe présent chez les deux sexes, qui cause en général plus de problèmes aux femmes et les oblige à consulter un urologue plus tôt que leurs congénères masculins. Je parle bien sûr de la vessie.

Les principes de base du fonctionnement de la vessie sont, je pense, bien connus. Les reins produisent en permanence de l'urine, laquelle est acheminée par les uretères jusqu'à la vessie, où elle s'accumule. La capacité de stockage de cet organe creux varie selon les individus. En gros : entre 350 et 550 millilitres pour les femmes et entre 550 et 750 millilitres pour les hommes. J'ai eu un patient dont la vessie distendue contenait jusqu'à 4 litres d'urine – pas loin d'un de ces tonnelets de bière proposés dans les soirées bien arrosées. Croyez-moi, ça n'a rien d'enviable. Quoi qu'il en soit, la vessie ne peut pas exploser – si tant est que vous vous soyez déjà posé la question. Avant que cela puisse arriver, l'urine s'engage dans l'urètre pour être évacuée à l'extérieur. Il existe des espèces animales – des oiseaux notamment – qui, au lieu d'avoir une vessie et un côlon, disposent d'un orifice unique pour l'évacuation des excréments et de l'urine, le « cloaque ». C'est pour cette raison qu'on ne se fait jamais uriner dessus par un oiseau et que ses excréments ont une consistance plutôt fluide. Le cloaque abrite aussi les organes sexuels. C'est un peu comme ces produits « trois en un » pour la peau, les cheveux et le corps que l'on trouve en parapharmacie. Très pratiques, mais ils ne sauraient rivaliser avec un shampoing haut de gamme. Il a beau avoir fière allure et se pavaner dans la basse-cour, le coq a un pénis pour ainsi dire invisible, ou, plutôt, il n'en a pas. Pour féconder sa poule, il met son cloaque en relation avec celui de sa partenaire et son sperme s'écoule de l'un à l'autre. Cette histoire de coq de village et de petit pénis n'est bien sûr pas directement transposable à l'homme, même si parfois le faire serait tentant. Quel enseignement en retirer ? Eh bien, qu'au lieu de nous occuper de la vessie nous en sommes revenus au pénis, ou plus exactement à l'absence de pénis. Alors, retour à notre réservoir d'urine qui possède le joli nom latin de *Vesica urinaria,* ou « ampoule urinaire ».

La vessie se trouve derrière ou au-dessus du pubis en fonction de son niveau de remplissage. Quand les gens minces ont la vessie très pleine, il apparaît une protubérance visible et palpable. À vide, elle ressemble à un ballon dégonflé. Sa paroi est constituée d'une couche musculaire très élastique. Pleine, la vessie a une forme ronde et porte bien son nom. À l'intérieur, elle est tapissée d'une muqueuse elle-même revêtue d'une sorte de stratification ou de tissu imperméabilisant. Cette fine couche assure son étanchéité et lui permet de stocker de l'urine très concentrée. Si la vessie n'était aussi étanche, l'eau des tissus environnants pourrait y pénétrer ou, inversement, l'urine pourrait se répandre dans le corps.

Ce principe s'appelle l'« osmose » et explique pourquoi les cerises, par exemple, éclatent lorsqu'il pleut l'été. Cela se produit parce que les particules dissoutes dans les différents fluides cherchent à égaliser les concentrations entre la pluie (faible teneur en sucre) et la cerise (teneur en sucre élevée). L'eau de pluie s'infiltre ainsi progressivement dans le fruit jusqu'à ce qu'il ne puisse plus résister à la pression. Il peut tout de même y avoir un certain échange d'eau et de substances au travers de la couche qui assure l'étanchéité de la vessie, mais pas comme dans l'intestin grêle, par exemple. Celui-ci a en effet pour fonction d'accueillir et non d'évacuer. La couche imperméabilisante de la vessie la protège également des bactéries.

À l'inverse du pénis ou des testicules, la vessie n'est pas très gâtée culturellement parlant. Cela étant, les Inuits considèrent l'organe creux des phoques comme le siège de l'âme, raison pour laquelle ils récupèrent les vessies des animaux abattus. Celles-ci, gonflées et peintes de couleurs vives, sont rejetées à la mer une fois par an au cours d'une cérémonie solennelle en signe de respect, et pour assurer le succès de la prochaine chasse. Au Moyen Âge, on ne situait sans doute pas l'âme du cochon dans la vessie, car on se servait de cet organe comme d'un ballon de football avant la lettre ou bien on le tendait sur un cadre de fenêtre en guise de vitre. Mais revenons-en à l'homme.

Ouvrez les vannes !

Pour bien comprendre le fonctionnement de la vessie, il est important de se rappeler qu'il s'agit d'un muscle. Cependant, on ne peut pas le solliciter volontairement comme ceux des bras et des jambes. La vessie possède également deux muscles constricteurs, l'un se trouve à l'intérieur, au col vésical, et l'autre à l'extérieur. Chez l'homme, celui-ci est situé sous la prostate et, chez la femme, entre la vessie et l'extrémité externe de l'urètre.

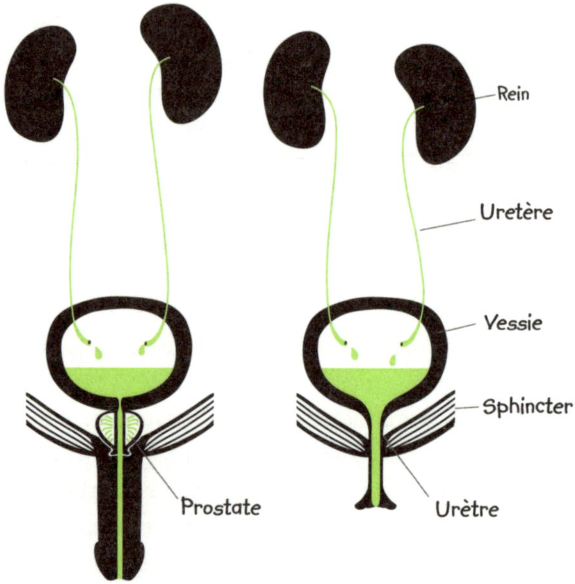

Les deux sphincters sont toujours contractés pour que la vessie reste étanche. Cela se passe de façon totalement automatique. Quand on est le soir au bistrot en train de faire quelques parties de belote en buvant tranquillement deux ou trois bières, la vessie se remplit lentement. Les récepteurs d'étirement incorporés transmettent un message aux sphincters en passant par la moelle épinière : rester étanche.

À partir d'un certain niveau de remplissage, la situation est signalée au cerveau, plus exactement au tronc cérébral, une zone située entre le cerveau et la moelle épinière. Le tronc cérébral, lui, prendrait la décision d'évacuer l'urine, mais nous voulons encore faire une belote et peut-être aussi boire une bière de plus. Comme nous pensons qu'un passage aux toilettes ne s'impose pas encore, le cortex cérébral inhibe le centre mictionnel du tronc cérébral, ce qui nous permet de continuer à jouer. Une fois la partie terminée, nous décidons enfin d'aller aux toilettes. D'un point de vue urologique, il serait plus sensé de se laver les mains avant d'uriner afin de protéger les parties intimes – pensez à tout ce que nous trimballons avec nous. Vous avez sans doute tous utilisé ces jeux de cartes usées, collantes, à l'odeur un peu rance. Quand on se lave les mains après, c'est plus par égard pour les autres en pensant à tout ce qui grouille dans nos parties intimes.

Nous sommes donc aux toilettes et notre cortex cesse d'inhiber le tronc cérébral, lequel communique notre intention, par la moelle épinière, aux muscles de la vessie, qui se contractent. Dans le même temps, les sphincters interne et externe se détendent, ce qui permet à l'urine de s'évacuer. Chez les tout jeunes enfants, le cortex n'est pas suffisamment mature pour inhiber le centre mictionnel du tronc cérébral. L'urine s'évacue donc spontanément à intervalles réguliers. Qui plus est, le rythme nuit-jour n'est pas aussi bien établi que chez les adultes, tous les parents le savent. Aussi l'enfant produit-il autant d'urine la nuit que le jour alors que chez l'adulte la quantité est réduite de moitié. Certains enfants ont besoin d'un peu plus de temps pour se roder et peuvent souffrir d'incontinence nocturne. Lorsqu'ils sont en âge d'aller à l'école, cela entraîne parfois quelques problèmes, par exemple s'ils sont invités à passer la nuit chez des amis. Souvent, ce phénomène disparaît avec le temps. Autrement, il existe des thérapies comportementales spécifiques ou des traitements médicamenteux. On peut aussi utiliser un système d'alarme inséré dans la culotte. En cas d'incontinence, les détecteurs d'humidité envoient un signal acoustique qui réveille l'enfant, lequel peut alors se rendre aux toilettes. Il s'ensuit un conditionnement classique qui l'amène au bout de quelque temps à se réveiller de lui-même sans attendre l'alarme et à utiliser directement les toilettes.

Quand la vessie brûle

Les symptômes de l'inflammation de la vessie, ou cystite, sont nombreux : il s'agit en général d'une envie permanente d'uriner qui s'accompagne de difficultés à évacuer – la dysurie –, et d'une sensation douloureuse de brûlure. Parfois même, l'urine montre des traces de sang. La cystite est habituellement d'origine bactérienne et, dans presque quatre-vingts pour cent des cas, les bactéries sont issues de l'intestin du patient – elles ont pour nom *Escherichia coli*. Cela étant, les bactéries qui arrivent dans la vessie ne provoquent pas automatiquement une inflammation ; le plus souvent, elles passent inaperçues et sont évacuées par le corps. Une cystite normale est d'ordinaire diagnostiquée et traitée par le généraliste, ou le gynécologue. Qu'entend-on par « cystite normale » ? On devrait penser que toute cystite est par définition anormale, or ce n'est pas tout à fait vrai. C'est un peu comme pour les refroidissements et les rhumes. La plupart d'entre nous s'enrhument une fois par an, peut-être un peu plus souvent, ce qui n'est pas une raison de s'inquiéter. En revanche, si les rhumes se multiplient ou s'éternisent, il est bon d'en rechercher la cause. Il peut s'agir de malformations anatomiques, comme une cloison nasale déviée, ou d'affections systémiques concernant tout le corps, par exemple un affaiblissement du système immunitaire.

Mais j'ai choisi une spécialité qui se situe deux étages au-dessous du nez et vous, un ouvrage d'urologie. Alors, retournons à nos moutons. Une femme – pour l'homme, c'est différent – peut avoir jusqu'à trois cystites par an sans que ce soit inquiétant : cela tient au fait que son urètre est beaucoup plus court et que les bactéries susmentionnées pénètrent plus facilement dans la vessie. Cependant certains comportements facilitent la tâche à nos petits ennemis. Je l'écris à contrecœur, mais l'un de ces facteurs est l'intensification de l'activité sexuelle.

À cet égard, la pénétration anale est particulièrement dangereuse et ne devrait en aucun cas être suivie d'une pénétration vaginale, ce qui est logique eu égard à l'origine des bactéries responsables de l'inflammation.

Chez l'homme, l'urètre est plus long, de vingt à vingt-cinq centimètres contre trois ou quatre chez la femme. De ce fait, les bactéries ont davantage de trajet à parcourir et l'urètre est beaucoup plus éloigné des zones contaminées autour de l'anus. Par conséquent, une cystite n'a rien de normal. Posez donc la question autour de vous pour savoir qui a déjà été traité pour une évacuation d'urine accompagnée de brûlures. Il est probable que toutes les femmes auront déjà connu cette fâcheuse expérience. Plus les hommes sont âgés, plus la probabilité d'une inflammation augmente, le plus souvent en relation avec une affection de la prostate. Nous consacrerons un chapitre à la prostate, mais peut-être savez-vous déjà quelle est sa fonction. Il n'empêche, la cystite touche également les hommes jeunes. Cela peut être dû à des agents pathogènes sexuellement transmissibles ou à un problème d'urètre. Quoi qu'il en soit, un homme jeune souffrant d'une inflammation de la vessie doit consulter un urologue.

Un singulier barman

Cette jolie histoire vient d'un collègue suisse qui avait pour patient un jeune homme affligé d'infections urinaires à répétition. Les examens médicaux ne donnaient aucun résultat, impossible d'en trouver la cause. Quand il ne souffrait pas de cystite, le patient n'avait pas de difficultés à uriner et sa prostate et ses reins étaient en parfait état. En désespoir de cause, le médecin procéda à une cystoscopie. Certaines personnes ne supportent pas cet examen désagréable, qui s'effectue alors sous anesthésie générale. La plupart du temps, cependant, il suffit d'appliquer un gel anesthésiant dans l'urètre et de laisser agir. Mon collègue fut un peu étonné en voyant le calme dont son jeune patient faisait preuve pendant cette procédure. L'examen ne montra rien de plus que les signes d'une inflammation en voie de guérison. Quand le médecin demanda au jeune homme s'il avait déjà subi une cystoscopie, celui-ci esquiva la question et montra un léger embarras. Puis il finit par expliquer qu'il travaillait dans un bar très spécial connu pour ses cocktails inhabituels. La particularité de l'endroit ne tenait pas au caractère insolite des mélanges ni à la rareté et à la cherté des ingrédients (feuille d'or, champagnes millésimés valant des fortunes), mais à la façon de servir les boissons. Quand le client commandait un

Flowing-Diamonds-Fizz, on introduisait le cocktail de gin et de champagne dans la vessie du barman à l'aide d'un cathéter, après quoi celui-ci se soulageait directement dans le verre du consommateur. Rien d'étonnant à ce que pareilles pratiques soient dommageables à la vessie et provoquent des inflammations. Reste à savoir pourquoi le patient ne l'a pas dit tout de suite. Peut-être cela rendrait-il notre travail trop simple... Mon collègue a refusé une invitation à venir prendre un verre au bar en question. Pour ma part, je serais allé assister au spectacle et j'aurais laissé ma carte aux autres barmen.

Revenons à la cystite « normale » et aux facteurs qui peuvent la favoriser. Outre les employés de bars spéciaux, les diabétiques présentent eux aussi un taux de risque élevé en ce domaine, tout comme les femmes ménopausées. Les changements hormonaux, en effet, entraînent une modification de la muqueuse vaginale et une diminution de la présence naturelle des bactéries lactiques, permettant ainsi aux bactéries intestinales dangereuses de pénétrer plus facilement dans la vessie. Une hygiène excessive peut également endommager la muqueuse. La toilette à l'eau est amplement suffisante, chez l'homme comme chez la femme. La modification de l'équilibre hormonal au cours de la grossesse est aussi un facteur de risque. Comme les futures mères sont plus exposées aux inflammations du bassinet du fait de l'amoindrissement de l'évacuation par l'uretère – c'est l'endroit où s'exerce la pression du fœtus –, elles doivent être traitées dès que l'on détecte la présence de bactéries dans les urines, même en l'absence de symptômes de cystite. C'est la raison pour laquelle on pratique régulièrement des examens d'urine pendant la grossesse.

Cela nous conduit directement à aborder un autre sujet. Comment décèle-t-on la présence de bactéries ? Dans l'Antiquité et au Moyen Âge, l'urine était l'un des principaux matériaux d'investigation. Des personnes spécialement formées pratiquaient un examen visuel des urines en fonction d'un certain nombre de critères. Certaines, même, étaient capables de prédire l'imminence d'un accouchement – une sorte de test de grossesse sur le vif, en quelque sorte. Et savez-vous d'où le diabète sucré, *Diabetes mellitus,* tire son nom ? Il signifie à peu près « écoulement melliflu », qui a la douceur du miel. Parfois, il ne suffisait donc pas d'observer les urines. Aujourd'hui, il existe heureusement des microscopes et des bandelettes réactives avec des plaquettes qui changent de couleur quand les urines contiennent des globules blancs (leucocytes) ou des nitrites, ce qui indique la présence de bactéries. En dehors de ces premiers tests plutôt simples, on peut également faire une culture d'urine. Cela permet d'établir avec précision la nature des bactéries à l'origine de l'infection et de savoir si elles sont résistantes à certains antibiotiques. Ces cultures présentent toutefois un inconvénient : il faut au moins trois jours pour pouvoir les exploiter. Dans le cas d'infections simples, il n'est pas nécessaire d'en passer par là, on les traite directement avec un antibiotique qui agit contre les agents pathogènes classiques.

À l'heure actuelle, on utilise beaucoup la fosfomycine, commercialisée sous le nom de Monuril, un antibiotique que l'on prend en une seule fois sous la forme d'une poudre dissoute dans de l'eau et qui, dans les jours qui suivent, est évacué de manière continue par les reins. Il parvient ainsi à l'endroit où il doit agir : dans la vessie. Il est préférable d'avaler cette poudre avant de se coucher, car, pendant la nuit, on produit moins d'urine, si bien que la vessie peut accueillir une concentration plus élevée de médicament.

Les choses sont différentes chez les personnes d'un certain âge ou dont le système immunitaire est affaibli. Une simple cystite peut dégénérer en septicémie – un empoisonnement du sang. Les symptômes sont une fièvre élevée, des frissons et un mauvais état général. En pareil cas, il faut se rendre au plus vite aux urgences. Le plus souvent, le malade est hospitalisé, on le réhydrate et on lui donne des antibiotiques par voie intraveineuse. Autrefois, j'étais toujours un peu agacé en voyant arriver aux urgences, le soir ou la nuit, des jeunes filles souffrant d'une cystite. Aujourd'hui, je sais à quel point cette affection est douloureuse et invalidante. Mon amie m'a expliqué qu'une cystite pouvait être pire qu'une crise d'appendicite – opération comprise.

Dans nombre de cas, un antibiotique suffit donc à guérir de manière rapide et simple une infection urinaire. Le mieux est encore de n'en avoir pas besoin.

Prévenir la cystite

Les femmes qui souffrent de cystites à répétition sans qu'il y ait à cela de cause organique peuvent adopter quelques règles de comportement qui diminueront de trente pour cent la fréquence de l'infection. Et cela sans avoir recours aux antibiotiques. Nous avons vu que ce sont la plupart du temps nos propres bactéries intestinales qui sont à l'origine des brûlures affectant notre vessie et que les femmes étaient particulièrement exposées du fait d'une distance moindre entre l'anus et l'urètre. Outre la toilette intime à l'eau ordinaire, on mentionnera aussi la manière de s'essuyer après être allé aux toilettes. Il est important de le faire de l'avant vers l'arrière, c'est-à-dire du vestibule vaginal vers l'anus, pour ne pas offrir inutilement de covoiturage aux bactéries. Se laver les mains avant d'aller aux toilettes permet en outre d'écarter le risque de contamination par des agents pathogènes étrangers. Dix à quinze minutes après un rapport sexuel, les femmes sexuellement actives ressentent le besoin de se vider la vessie. Il y a évidemment plus romantique qu'une virée aux W-C à ce moment-là, mais la plupart des hommes ne sont pas très enclins aux câlins postcoïtaux et, de toute façon, ils se trouvent alors dans la phase réfractaire (*cf. supra*). En compensation, la femme pourrait peut-être revenir des toilettes avec deux bières ; après tout, boire deux à trois litres par jour fait également partie des mesures de prévention contre les cystites à répétition. Une bière après avoir fait l'amour, pas de problème. En revanche, mieux vaut éviter la consommation excessive de thé noir, de café et d'alcool. Et maintenant, une parenthèse à propos de grand-mère – je concède que la transition est un peu bizarre –, mais c'est qu'elle avait sans doute raison en nous recommandant de nous habiller chaudement et d'éviter de garder trop longtemps notre maillot de bain mouillé. Sans compter que ses culottes en coton, à l'inverse des slips Victoria's Secret, se prêtaient parfaitement à un lavage en machine à soixante degrés, si ce n'est plus.

En fait, les amples culottes de grand-mère permettraient de régler deux problèmes : d'une part on aurait beaucoup moins de rapports sexuels, d'autre part elles offriraient moins de chances de survie aux bactéries lors des lavages. Et si nous urinons régulièrement pour interdire aux bactéries de s'installer et tâchons d'avoir une alimentation équilibrée, notre vessie devrait nous dire merci.

Elle devrait… Nous avons déjà vu que ces quelques règles très simples permettaient de réduire de trente pour cent environ les risques d'infection. Nombre de femmes ont donc besoin de mesures supplémentaires pour stopper la récidive.

Vaccination et plus

Oui, vous avez bien lu. Désormais, il existe un vaccin pour lutter contre la récidive de la cystite, plus exactement il y en a deux. Le principe est le même que pour les vaccins contre les oreillons, la rougeole ou la rubéole. On commence par introduire dans le corps des agents pathogènes affaiblis ou morts, qui ne sont pas en mesure de déclencher la maladie concernée. Cependant, notre corps reconnaît en eux des ennemis potentiels et se met à produire des cellules immunitaires qui ont une très longue durée de vie. Et s'il se produit une attaque de « vrais » virus ou bactéries, notre système immunitaire dispose alors d'une armée appropriée capable de les repousser. Ainsi, pour la vessie il existe un vaccin administré sous forme de comprimés contenant diverses souches affaiblies de *E. coli*, le principal agent infectieux responsable de la cystite. Il y a également un deuxième vaccin comportant d'autres agents aux noms compliqués, *M. morganii*, *P. mirabilis* ou *E. faecalis*. Introduire ce cocktail dans le corps nécessite plusieurs injections dans le muscle, comme pour le vaccin contre le tétanos. Se soumettre à cette procédure un peu laborieuse vaut la peine, car des études[7] ont montré que cette stimulation immunitaire induisait un recul des infections urinaires.

Nous avons vu auparavant que, pour ne pas être directement évacués, les agents infectieux devaient adhérer à la muqueuse de la vessie. C'est ce que fait notre *E. coli* en se fixant sur les molécules de sucre des cellules à la surface de la vessie, plus précisément sur le mannose, un proche cousin du fameux glucose. Or nous pouvons nous servir de ce mécanisme pour combattre la cystite. Quand on introduit des mannoses dans le corps, ils sont acheminés en masse dans la vessie. Les bactéries éventuellement présentes qui essaient de se fixer rencontrent alors ces mannoses qui circulent librement et s'attachent à eux au lieu d'adhérer à la muqueuse. Leur station d'accueil une fois chargée, elles sont évacuées lors du prochain passage aux toilettes. Du moins en théorie. Il s'agit ici, bien sûr, de prévention. Si les bactéries se sont déjà fixées sur la paroi de la vessie, cet appât ne les en délogera pas. Le jus ou l'extrait de canneberge paraît produire un effet similaire. Vous ne connaissez pas ? Alors disons *cranberry*. Déjà mieux, non ? On ignore à vrai dire comment le jus de cranberry empêche les bactéries de se fixer et les chercheurs n'ont pas encore réussi à déterminer une posologie. Quoi qu'il en soit, la cranberry semble agir et, au pire, elle ne peut pas faire de mal.

Si aucun de ces moyens n'apporte le résultat escompté, il faut malheureusement avoir recours aux antibiotiques, ce qui est pourtant à éviter, pour ne pas produire de bactéries résistantes. Dans les cas difficiles, il est aussi possible de prendre certains médicaments juste après les relations sexuelles ou quotidiennement en doses infimes.

Comme vous le voyez, la question de la cystite est complexe – et coûteuse. Aux États-Unis, cette affection entraîne chaque année deux milliards de dollars de dépenses.

Quoi qu'il en soit, en cas d'infection urinaire récurrente, il est préférable de consulter un urologue.

Calculs de la vessie

Sans doute avez-vous déjà entendu parler des calculs rénaux, sur lesquels nous reviendrons plus en détail dans le chapitre sur les reins. Le calcul vésical jouit d'une moindre renommée, pourtant il est souvent d'une taille beaucoup plus imposante.

En descendant dans la vessie, le calcul rénal peut, certes, se transformer en calcul vésical, mais dans les faits nous avons affaire à deux genèses différentes.

Un certain nombre d'entre vous se sont probablement retrouvés un jour ou l'autre dans la position de lithotomie – à ne pas confondre avec la position latérale de sécurité qu'on apprend en cours de secourisme. La lithotomie, c'est la position que l'on adopte dans un fauteuil de gynécologie, mais aussi, fréquemment, chez l'urologue ou le proctologue (un collègue qui a une image de marque encore plus désastreuse que l'urologue). Ce terme vient du Moyen Âge, où l'on plaçait le patient dans cette position pour pratiquer une césure dans la zone du périnée (entre l'anus et les testicules/le vagin) et ôter les calculs de la vessie. Souvent, cette opération s'effectuait sans autre anesthésie que le léger étourdissement provoqué par l'alcool. Autant dire que la gueule de bois était quantité négligeable au regard des problèmes de cicatrisation qui s'ensuivaient, sans compter que la procédure entraînait souvent la mort du malade. Cette brutale intervention chirurgicale était relativement fréquente, car beaucoup de gens souffraient de calculs vésicaux en raison d'une alimentation insuffisamment variée, essentiellement composée de céréales. Voilà pourquoi, de nos jours, les calculs vésicaux sont très répandus dans les pays en voie de développement.

En Allemagne, cette maladie est rarement liée à l'alimentation ; en général, elle est consécutive à une vidange incomplète de la vessie, un phénomène qui apparaît dans les affections de la prostate, la sclérose en plaques ou la paraplégie. Par ailleurs, il peut y avoir dans la vessie des corps étrangers, comme les cathéters, auxquels se fixent des éléments solides de l'urine qui se transforment progressivement en calculs. Autre cause, enfin, les infections urinaires récurrentes, qui modifient la composition de l'urine, favorisant ainsi la formation de calculs.

De nos jours, les calculs vésicaux sont relativement faciles à traiter, ils sont réduits en petits morceaux et détruits par voie endoscopique en passant par l'urètre. Ce n'est que lorsqu'ils sont nombreux et d'un volume important que l'on procède à une opération chirurgicale. Cependant, au lieu d'inciser le périnée, comme autrefois, on pratique une petite césure dans le bas-ventre. Et, quelle que soit la méthode retenue, ne vous inquiétez pas : l'alcool n'est plus employé comme anesthésique – du moins pas dans ce contexte.

Pour éviter la récidive des calculs, il est essentiel de traiter les causes de leur apparition. Comme souvent en urologie, un apport de deux à trois litres de liquides par jour est recommandé, car plus l'urine est diluée, plus il est difficile aux éléments solides de se déposer dans la vessie.

Cathéter urinaire

Dans les pages qui précèdent, il a plusieurs fois été question du cathéter et peut-être est-il nécessaire d'expliquer ce que c'est.

D'une manière générale, le cathéter est un tuyau que l'on introduit dans le corps ou dans un organe et qui est utilisé dans de nombreuses disciplines médicales. Le cathéter veineux, par exemple, permet d'administrer des traitements intraveineux. Avec le cathéter cardiaque, placé dans la région de l'aine, le cardiologue peut examiner des artères bouchées, voire y rétablir la circulation sanguine.

En urologie, le cathéter est un tuyau glissé dans la vessie en passant par l'urètre et qui sert le plus souvent à évacuer les urines. S'il doit rester plus longtemps dans la vessie, il est nécessaire de le fixer. Cela se fait par l'intermédiaire d'un petit ballon, attaché à l'extrémité supérieure du tuyau et que l'on remplit de liquide dès que cette partie se trouve dans la vessie. Le ballon empêche ainsi le cathéter de glisser. À l'autre bout, on suspend un sac chargé de recueillir les urines, comme un tonneau à l'extrémité d'une gouttière. C'est là aussi qu'est situé le canal servant à remplir et à vider le petit ballon. Certes, le dispositif est un peu compliqué, mais si nous avons l'occasion de nous rencontrer lors d'une conférence, je vous montrerai à quoi cela ressemble.

On pourrait penser que ce cathéter est super pratique quand on se rend à l'opéra, au cinéma ou je ne sais où. Or la plupart des gens n'apprécient pas vraiment ce corps étranger en silicone qui se faufile dans l'urètre en direction de la vessie et ils veulent en être débarrassés au plus vite. De nos jours, heureusement, ce tuyau est en plastique et non plus en métal comme autrefois. Il en existe de nombreux modèles, qui se distinguent essentiellement par le diamètre et la forme de l'extrémité. Si l'on veut pouvoir traverser l'urètre, il vaut mieux utiliser un cathéter au bout légèrement recourbé vers le haut. Le diamètre s'exprime en charrières. Trois charrières équivalent à un millimètre. Pas besoin de retenir cette information, mais si jamais vous vous retrouvez un jour aux urgences urologiques et que vous entendez quelqu'un dire : « Non, donne-moi plutôt le 26 », vous pouvez vous attendre à un cathéter de 8,7 millimètres de diamètre.

Quand le cas pourrait-il se présenter ? Par exemple, chez des personnes d'un certain âge auxquelles on pose un cathéter permanent pour des raisons médicales ou anatomiques, qu'elles souffrent d'incontinence ou, au contraire, d'une difficulté à évacuer les urines. Comme ce tuyau peut créer une irritation de l'urètre chez les hommes et être à l'origine de complications, il est parfois nécessaire d'introduire le cathéter par la paroi abdominale. Pour ce faire, on réalise une ponction de la vessie entre le nombril et le pubis. Après des opérations chirurgicales assez lourdes, on a de temps en temps recours au cathéter jusqu'à ce que le patient soit de nouveau capable de se rendre aux toilettes. Et, après une intervention urologique sur la vessie, le cathéter permet à celle-ci de se rétablir et de guérir. Sans compter qu'il peut se produire un phénomène de rétention urinaire, mais nous y reviendrons dans le chapitre sur la prostate. Pour ces patients, le cathéter représente souvent un grand soulagement. Il s'agit là d'un des cas d'urgence urologique les plus « satisfaisants », car en mettant en œuvre des moyens modestes on parvient à provoquer un soulagement immédiat.

Tumeurs de la vessie

Comme l'urologie ne consiste pas seulement en une série d'histoires drôles sur le pénis et que je me suis proposé de n'éviter aucun sujet, j'évoquerai à présent le cancer de la vessie.

Quels sont les symptômes qui peuvent laisser soupçonner une tumeur ? Dans quatre-vingts pour cent des cas, le premier signe est une hématurie macroscopique ou microscopique. Dans l'hématurie macroscopique, l'urine est rougie par le sang, on remarque donc relativement vite qu'il y a un problème. L'hématurie microscopique, en revanche, se détecte uniquement en pratiquant un test à l'aide d'une bandelette réactive ou un examen d'urine en laboratoire. Cela dit, la présence de sang dans les urines n'implique pas forcément l'existence d'une tumeur. Comme nous l'avons vu, elle peut signaler une cystite, des calculs rénaux ou vésicaux. Et dans cinquante pour cent des cas on ne trouve pas la cause de ces saignements. Pour en déterminer la cause, il faut absolument procéder à des examens, car ce symptôme peut très bien signaler une maladie grave.

Mais attardons-nous un moment sur la couleur des urines. Il arrive que des patients me téléphonent pour me signaler la présence de sang. Dans ce cas, il est évidemment difficile de savoir s'il est ou non recommandé de se rendre sur-le-champ aux urgences.

Cela étant, je peux en général les rassurer : ils ne se videront pas de leur sang. Outre son rôle dans le transport de l'oxygène, l'hémoglobine contenue dans le sang est un puissant colorant rouge. Aussi n'en faut-il qu'une petite quantité pour donner aux urines une teinte rougeâtre. Pour me faire une idée de la situation, je demande donc si la couleur se rapproche du bordeaux, du pinot noir ou d'un rosé léger, ce qui permet à mon interlocuteur de me renseigner avec précision. Si la réponse est « bordeaux », je lui recommande de consulter immédiatement. En Rhénanie, on vous assène parfois : « Mais, mon garçon, je ne bois que de la Kölsch ! » Ça ne me dérange pas, je sais m'adapter. Si les urines ont une teinte semblable à l'étiquette des deux sortes de bières les plus connues de Cologne, je conseille également de se rendre au plus vite aux urgences urologiques.

Le problème avec ces saignements, c'est qu'ils peuvent rapidement disparaître. Très bien, sauf que, s'ils sont causés par une tumeur potentielle, celle-ci a toute latitude de se développer. D'où ma recommandation pressante : si vous constatez que vos urines sont rouges sans avoir consommé de betteraves, prenez rendez-vous avec un urologue. Parfois aussi, une échographie permet fortuitement de déceler une tumeur, celle-ci étant particulièrement visible quand la vessie est pleine. Pour s'assurer qu'on ne se trompe pas, on pratique alors en général une cystoscopie, et si le soupçon se confirme, c'est l'hospitalisation en vue d'une opération.

Mais, avant d'aller plus loin, voyons ensemble ce qui peut favoriser les tumeurs de la vessie. L'un des principaux facteurs de risque, c'est le tabac, ce qui surprend beaucoup de gens, qui ont plutôt tendance à établir un lien entre tabac et cancer du poumon. Si les poumons sont les premiers à accueillir la fumée, le corps tout entier absorbe, lui, les substances qu'elle contient, autrement la nicotine ne produirait aucun effet et fumer n'aurait guère de sens. En fonction des doses, celle-ci agit comme un stimulant et c'est elle qui est à l'origine du fort potentiel d'addiction. Cela étant, elle n'est pas cancérigène. Ce qui est dangereux, ce sont les amines aromatiques présentes dans la fumée, qui entrent également dans la composition des peintures et des vernis. Voilà pourquoi, dans de nombreux cas, le cancer de la vessie est reconnu comme une maladie professionnelle. Par ailleurs, les tumeurs de la vessie peuvent être consécutives à une radiothérapie du bas-ventre dans le cadre d'un traitement pour une autre tumeur. On parle aussi d'un lien avec la présence de restes d'arsenic dans l'eau potable traitée au chlore. La consommation d'édulcorants, en revanche, ne présente probablement aucun risque pour la vessie[8]. Croyez-moi, je sais à quel point il est difficile d'arrêter de fumer, mais le risque de développer un cancer de la vessie n'est qu'une des causes qui devraient inciter les fumeurs à se sevrer.

Pour bien comprendre les différentes formes que peuvent prendre les tumeurs, rappelons que la vessie consiste, pour faire bref, en un muscle tapissé de muqueuse. Plus la tumeur se rapproche du muscle – elle peut même aller au-delà –, plus le cas est grave. Par chance, elle se borne généralement à la zone de la muqueuse. Sur le schéma page suivante, ce serait la tumeur représentée en bas à gauche. Et si l'on suit le sens des aiguilles d'une montre, on voit des tumeurs de plus en plus profondément installées. La dernière arrive même jusqu'à un autre organe, la prostate.

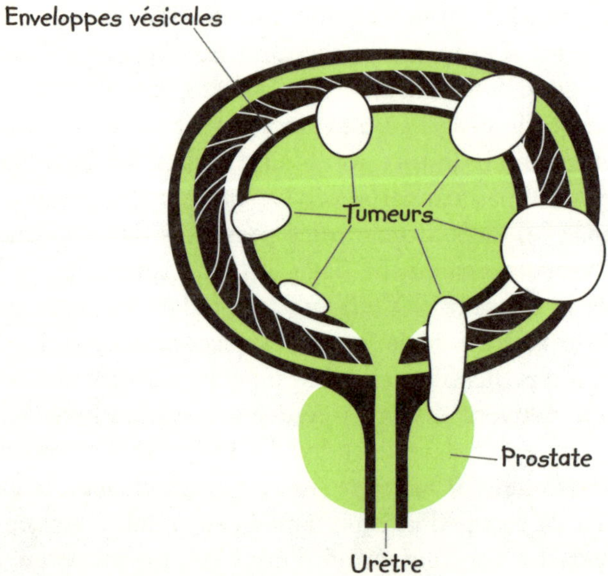

Outre la profondeur, c'est l'agressivité – le stade – de la tumeur qui est déterminante. Elle fait l'objet d'une évaluation systématique et permet de mesurer le degré de dégénérescence. Plus la cellule cancéreuse est différente des tissus normaux, plus elle est agressive. Malheureusement, il n'existe pas encore de tests de laboratoire fiables ou de moyens radiographiques qui permettent de le déterminer. La seule possibilité reste l'opération, la tumeur devant de toute façon être retirée. L'intervention se fait à l'hôpital sous péridurale ou anesthésie générale. On introduit au préalable dans la vessie un liquide qui agit jusqu'au moment de l'opération – et, peut-être l'avez-vous déjà deviné, on se sert pour cela d'un cathéter. Ce liquide a pour fonction de se fixer sur les cellules suspectes afin que, pendant l'intervention, on puisse mieux les voir à l'aide d'un éclairage spécial. Cela fonctionne comme la lumière noire dans les discothèques ou les lampes de poche spéciales qui permettent de détecter les taches. Voilà comment on peut découvrir et ôter des tumeurs qui passeraient inaperçues lors d'une cystoscopie courante.

Pendant l'opération, on insère un tube métallique dans la vessie en passant par l'urètre – la procédure est la même que pour la pose d'un cathéter. Ce tuyau permet d'introduire une caméra et divers instruments de travail. Une fois qu'on a bien examiné la vessie à l'aide de lumières normale et spéciale, on s'attaque à la zone suspecte. On utilise à cet effet un résecteur électrique qui pénètre dans les tissus malades comme une cuillère chaude dans du beurre – excusez cette comparaison d'ordre alimentaire. Ce qu'il faut, c'est ôter la plus grande partie possible du polype sans trop blesser la paroi vésicale, c'est-à-dire sans y faire de trou. Si vous vous reportez au schéma précédent, vous constaterez que, lorsque la tumeur est profonde, ce n'est pas si facile. Au terme de la procédure, on pose un cathéter, qui reste au moins une journée dans la vessie pour évacuer l'urine et permettre à l'organe de guérir. Si la vessie devait accueillir l'urine, la paroi vésicale risquerait de devenir trop mince à l'endroit opéré et de se déchirer. Il arrive que des petits trous se forment dans la vessie et que le cathéter doive être maintenu en place quelque temps jusqu'à ce que ces trous se referment d'eux-mêmes.

Les tissus retirés sont transmis au pathologiste, qui les examine au microscope pour déterminer la profondeur de la tumeur et son agressivité, ce qui sera déterminant pour la thérapie et le pronostic. Il faut compter de un à deux jours pour avoir les résultats des analyses. Le chirurgien est lui aussi capable de proposer une évaluation approximative de la profondeur de la tumeur et d'établir un pronostic, mais celui-ci ne peut avoir toute la précision voulue, or il faut que le patient dispose d'un avis fiable.

À cette étape, on sait donc qu'il s'agit vraisemblablement d'une tumeur maligne et on connaît à peu près sa profondeur.

Comme les polypes superficiels sont eux aussi susceptibles de réapparaître ultérieurement, autrement dit qu'il existe un risque élevé de récidive, on peut faire suivre l'opération d'une séance unique de chimiothérapie localisée sur la vessie. Contrairement à la chimio classique, celle-ci n'agit que sur la vessie et ralentit le rythme de réapparition des tumeurs. Il n'est pas rare qu'il faille par la suite réitérer la procédure en ambulatoire. Par exemple, quand on a affaire à des tumeurs qui n'ont pas encore pénétré dans l'enveloppe musculaire, mais qui n'en sont pas loin. Mais chaque chose en son temps. Le pathologiste a donc communiqué le résultat de ses analyses.

Le cas de figure le plus favorable est la tumeur superficielle de faible agressivité. Après l'opération, il est important de refaire une cystoscopie tous les trois mois, car ce genre de polype est susceptible de récidive, et ce même quand l'ablation a été totale et suivie d'une chimiothérapie locale. Le pire cas de figure est la tumeur qui dépasse l'enveloppe musculaire et présente une agressivité élevée. Entre les deux, il y a toute une série de variantes dont la description excéderait le cadre de notre petit exposé.

S'il s'agit d'une tumeur profonde, agressive, la procédure décrite plus haut n'est malheureusement pas suffisante, car elle ne permet pas une ablation totale. Il faut alors en passer par l'intervention chirurgicale, retirer la vessie et la remplacer par un morceau d'intestin. Chez les patients jeunes et en bonne forme, le fragment d'intestin transformé en vessie est mis en place à la faveur d'une opération lourde. Nous autres médecins avons une acception assez large de l'expression « jeune et en bonne forme ». Il pourrait aussi s'agir de septuagénaires n'ayant pas connu de maladies graves. Après l'intervention, il faut faire régulièrement des prises de sang car, à l'inverse de la vessie, l'intestin absorbe davantage de substances, dont certaines qui doivent être évacuées. On s'efforce bien entendu de ne pas toucher au sphincter situé sous la vessie afin que le patient ne souffre pas ultérieurement d'incontinence. Dans certains cas, cette grosse opération de remplacement de la vessie est rendue impossible par le mauvais état de santé du patient ou la nature de la tumeur. Dès lors, après avoir enlevé la vessie, on assure à l'urine un débouché artificiel par le ventre qui permet de la recueillir dans une poche extérieure.

Dans le pire des cas, la tumeur a déjà métastasé. Il faut alors recourir à une chimiothérapie agressive administrée sous perfusion, mais ce traitement ne combat pas toujours efficacement la maladie.

En dehors du cœur, la vessie est sans doute le muscle qui accomplit les tâches les plus importantes, aussi est-il crucial qu'elle fonctionne correctement. Si l'on excepte les inflammations graves et les polypes, nombre d'affections de la vessie sont bénignes, mais elles peuvent sensiblement amoindrir la qualité de vie des patients.

À l'inverse du cancer de la vessie, l'incontinence urinaire touche un grand nombre de personnes et provoque souvent beaucoup de souffrance. Ce sont surtout les femmes d'un certain âge qui sont concernées lorsque, au fil du temps, la zone située aux environs de l'urètre se relâche et que celui-ci se distend. C'est que l'interaction entre les sphincters, la vessie, le plancher pelvien et l'urètre joue un rôle important pour assurer la continence, notamment chez la femme.

Pour un urologue, il y a deux formes principales d'incontinence. L'incontinence d'effort qui, comme son nom l'indique, se manifeste par une fuite involontaire d'urine, par exemple lorsque le corps est très sollicité. Au stade précoce, la fuite peut survenir quand on soulève des objets lourds, quand on tousse ou qu'on monte l'escalier. Par la suite, il suffit de petits mouvements et il arrive même que le phénomène se produise à l'état de repos. Il va de soi que la vessie ne se vide pas complètement, mais une légère fuite est déjà passablement désagréable. Chez la femme, les facteurs de risque sont l'âge, l'accouchement par voie vaginale ainsi que le surpoids. Chez l'homme, l'incontinence d'effort est souvent le résultat de l'ablation de la prostate.

Deuxième forme, l'incontinence par impériosité due à une hyperactivité du muscle de la vessie. Vous connaissez sûrement ces tressaillements involontaires des muscles ou des paupières qui surviennent par moments, eh bien, c'est le même phénomène. Les maladies nerveuses et cérébrales peuvent également avoir une incidence sur la vessie. Rien d'étonnant si l'on songe à la complexité des interactions entre la vessie, la moelle épinière, le centre mictionnel et le cerveau. Parmi ces maladies, on signalera Parkinson ou la sclérose en plaques. Outre ces deux formes principales, l'incontinence d'effort et l'incontinence par impériosité, il existe un grand nombre de formes intermédiaires.

Dans les deux cas, il faut commencer par déterminer le degré exact de la maladie, connaître le passé médical du patient (maladies, opérations, grossesses), mais aussi l'interroger sur la souffrance éventuellement générée par l'incontinence. Il y en a que cela ne dérange pas du tout de renouveler quatre fois par jour leurs serviettes hygiéniques, d'autres qui ne supportent pas la moindre goutte perdue. Pour nous, urologues, la fréquence de changement de serviettes hygiéniques constitue le premier indice du degré de gravité de l'affection. Pour le déterminer avec plus de précision, on a recours à un test : le patient met une nouvelle serviette et, à un certain niveau de remplissage de la vessie, effectue divers exercices, après quoi on pèse la serviette pour mesurer la quantité d'urine qu'elle contient. Il existe aussi un protocole consistant à boire et à uriner où l'on consigne avec précision l'heure des prises, les quantités absorbées, le moment où l'on se rend aux toilettes et les situations dans lesquelles se produit l'incontinence. D'autres examens, comme la mesure de la pression vésicale, donnent des informations encore plus précises. Il faut aussi s'assurer par une analyse d'urine et une cystoscopie que l'incontinence n'est pas causée par d'autres facteurs. S'il y a une infection de la vessie, par exemple, celle-ci est beaucoup plus sensible et peut rapidement s'irriter.

Pour soigner l'incontinence d'effort, on commence par une rééducation du plancher pelvien, une application d'œstrogènes dans le vagin, et l'on conseille à la patiente de perdre du poids. Si aucun de ces moyens ne produit de résultat, on a recours à un traitement médicamenteux ou à une opération visant à raffermir la région du pelvis et l'urètre. Il existe même des sphincters artificiels. Lors de l'intervention, on pose autour de l'urètre une manchette que l'on gonfle à l'aide d'un dispositif situé sous la peau. Cette manchette enserre alors fermement l'urètre et assure l'étanchéité de la vessie. Pour vider celle-ci, il suffit d'actionner la pompe afin de chasser le liquide de la manchette. L'urètre, n'étant plus comprimé, libère l'urine. La prothèse pénienne dont nous avons parlé plus haut fonctionne sur le même principe.

Si l'incontinence par impériosité est liée à des affections neurologiques, celles-ci doivent autant que possible être traitées. Il existe aussi des médicaments qui calment l'hyperactivité du muscle de la vessie. On peut également faire une injection de Botox – oui, le produit utilisé pour gommer les rides – dans le muscle vésical. Mais l'effet n'est pas définitif, aussi est-il nécessaire de répéter l'opération au bout d'un certain temps. Ce faisant, il faut éviter de paralyser la vessie, car on obtiendrait l'effet inverse : il n'y aurait plus d'évacuation possible.

Les patients qui, pour d'autres raisons, sont affligés d'une vessie relâchée ou paralysée évacuent eux-mêmes l'urine à intervalles réguliers par l'intermédiaire d'un cathéter. Cette procédure prédispose moins aux infections qu'un cathéter permanent, qui constitue souvent le dernier recours chez les malades incontinents très âgés. Est-ce que vous vous souvenez de son fonctionnement ? Si ce n'est pas le cas, retournez quelques pages en arrière. Autrement, passons ensemble au chapitre suivant.

PENSE-BÊTE

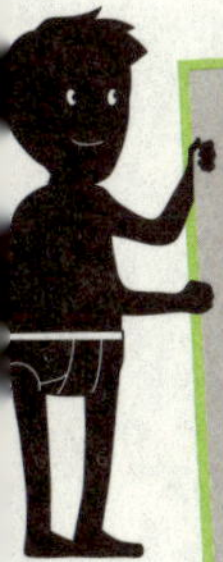

* La cigarette est l'une des causes du cancer de la vessie.
* Il existe un vaccin contre la cystite.
* La vessie est un muscle.
* Les tumeurs de la vessie peuvent avoir des degrés d'agressivité très différents.
* Si l'on doit procéder à l'ablation de la vessie, on peut en former une nouvelle avec un bout d'intestin.
* Arrêtez de fumer. (Toi aussi, Volker !)

LES REINS

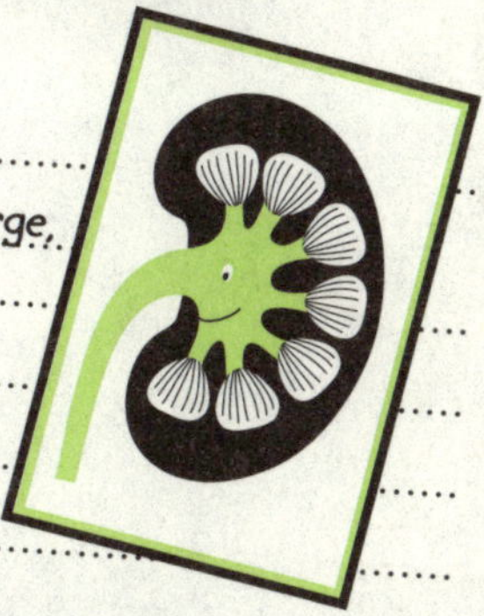

Nom : Rein

Taille : 11 cm de long, 6 cm de large, 3 cm de profondeur

Couleur : Brun-rouge

Poids : Entre 120 et 200 grammes

Profession : Producteur d'urine

Hobbys : Hormones

Plats préférés : Les rognons et tout ce qui se mange avec des mogettes

Situation de famille : Séparé de mon alter ego

Meilleurs amis : Le foie à droite, la rate à gauche

Pas trop mon truc : Le cancer, les bactéries, certains médicaments et le froid

Et sur le plan matériel ? Fort en calcul

Chanson préférée : Boire un petit coup c'est agréable

Devise : 3 litres quotidiens tiennent l'urologue au loin

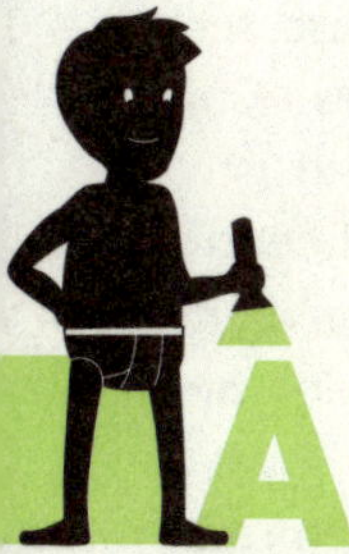

Au début de ce livre, nous avons appris que toutes les parties du corps qui sont en contact avec l'urine relevaient de l'urologie. En ce qui concerne le rein, c'est un peu plus compliqué. Certes, il est le premier producteur d'urine. Mais cet organe excréteur occupe également un grand nombre de rôles secondaires. C'est ainsi, par exemple, qu'il est l'un des principaux producteurs d'érythropoïétine, ou EPO, une hormone bien connue des sportifs… Celle-ci stimule la production des globules rouges (érythrocytes) nécessaires à l'acheminement de l'oxygène. Quelques globules rouges de plus quand on monte à l'Alpe d'Huez ou qu'on est un habitué du triathlon ne peuvent assurément pas faire de mal. C'est ce qui a donné à quelques sportifs ou entraîneurs l'idée de pratiquer des injections d'EPO exogène pour améliorer les performances. Cependant, un test d'urine a permis de détecter cette EPO produite artificiellement et de la distinguer de l'hormone endogène. Dans un premier temps, cela a mis fin à la supercherie. Puis quelques petits futés ont pris l'habitude, peu avant une compétition, de s'administrer à l'aide d'une canule une certaine quantité de leur propre sang (prélevé avant la compétition). Entre les deux opérations, il faut un certain temps pour que le sang se reconstitue et puisse ensuite être présent en quantité supérieure, fournissant davantage d'oxygène au corps. On appelle cela le dopage sanguin.

On a parfois recours à cette technique avant une intervention chirurgicale importante pour éviter de transfuser au patient du sang étranger. À l'heure actuelle, les tests de contrôle sont extrêmement fiables, mais il subsiste tout de même un risque d'infection minime. L'EPO exogène est utilisée dans le domaine médical pour remédier, par exemple, à l'anémie de patients dont les reins ne fonctionnent pas correctement.

Outre l'érythropoïétine, les reins produisent d'autres hormones, comme le calcitriol, constitué à partir de vitamine D. À proprement parler, la vitamine D n'est pas une vitamine, parce qu'elle se forme dans la peau sous l'action du rayonnement ultraviolet. Alors que, par définition, les vitamines sont des substances que nous ne sommes pas capables de fabriquer nous-mêmes et qui nous sont apportées par la nourriture, la vitamine C par exemple. De nombreux animaux, en revanche, produisent eux-mêmes la vitamine C, autrement dit, pour eux, ce n'est plus une vitamine. À cet égard, l'homme et le cochon d'Inde constituent des exceptions (c'est bon à savoir si on participe à *Questions pour un champion*). Le calcitriol fabriqué par les reins joue un rôle important dans la construction des os et on pense même qu'il exerce un effet protecteur contre certains cancers. Autre hormone produite par les reins, la rénine, qui régule la tension artérielle – une tâche qui est tout sauf accessoire, comme on le voit.

Avant de nous intéresser à la mission principale des reins, la production d'urine, voyons rapidement à quoi ils ressemblent.

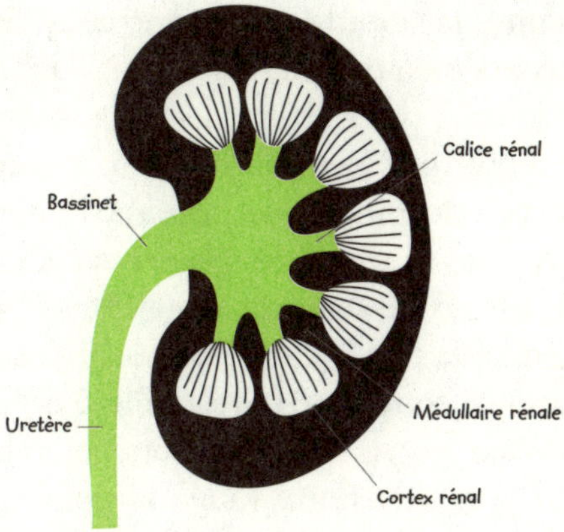

Comme on le constate clairement sur ce schéma, le rein est en fait formé de plusieurs petits reins qui, au fil du temps, se sont constitués en un organe unique. Le rein se divise en une zone corticale (en noir sur le schéma) et une zone médullaire (en blanc). La médullaire a la forme d'une pyramide dont la pointe est dirigée à l'intérieur, vers le bassinet (en vert). C'est dans le cortex que se trouvent les glomérules rénaux (*glomeruli*) qui filtrent le sang, lequel est ensuite acheminé, par l'intermédiaire d'un dispositif de tubules bien rodé situé dans la médullaire, vers le bassinet, d'où l'urine sort, une fois produite. Comme il y a une énorme différence entre le sang et l'urine, ne serait-ce déjà que par la couleur, c'est qu'il a dû se passer un certain nombre de choses dans cette tuyauterie. Reprenons donc depuis le début.

Tout d'abord, le liquide que nous absorbons tout au long de la journée arrive par l'intestin grêle dans le système circulatoire. Ce liquide, nous le trouvons dans les boissons, bien sûr, mais aussi dans les aliments solides. Il y aurait peut-être un livre à écrire sur la façon dont tout cela fonctionne dans l'intestin… Une fois passé dans l'intestin, donc, le liquide, avec tout ce qu'il contient, pénètre dans le système circulatoire, puis dans les organes qui filtrent le sang pour retenir les composants dont ils ont besoin. Et, inversement, ils donnent au sang les résidus des processus métaboliques, comme l'urée. Au cours de son trajet dans le corps, le sang arrive aussi dans les reins. Les six litres de sang contenus dans le corps sont si souvent envoyés par le cœur dans les reins qu'à la fin de la journée, ce sont à peu près mille cinq cents litres qui sont passés à cet endroit. C'est comme un bassin dans un jardin : l'eau, c'est notre sang ; la pompe, le cœur ; et le filtre, les reins. Les reins, d'ailleurs, sont constitués d'une multitude de petits filtres, les glomérules.

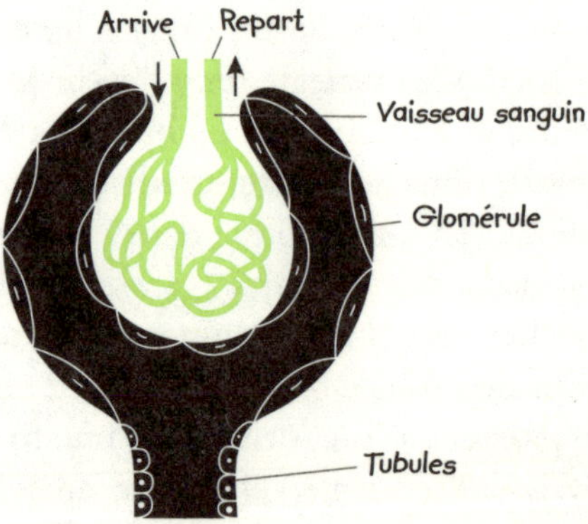

Les glomérules et les tubules, ces petites unités qui portent le nom de néphrons, sont au nombre de un million environ par rein. Cela dit, le nombre total de néphrons varie considérablement selon les individus. Il est lié, entre autres, au poids des nourrissons à la naissance, ce qui explique que chez les prématurés le risque d'affection rénale ultérieure est légèrement plus élevé que chez un bébé né à terme.

Les glomérules filtrent vingt pour cent environ du sang qui arrive. Les éléments volumineux, comme les globules rouges, sont trop gros pour pouvoir entrer et repartent avec les quatre-vingts pour cent de sang non filtré pour entamer un nouveau trajet dans le corps au travers du système circulatoire.

De ce fait, le liquide envoyé dans les tubules a déjà perdu sa couleur rouge. Outre les globules rouges, d'autres éléments restent à l'extérieur et trouveront ailleurs leur utilité, par exemple des protéines. Des composants plus petits, comme l'urée, mentionnée plus haut, et d'autres résidus, mais aussi des substances importantes tels les minéraux (le sodium et le potassium, par exemple) et des acides aminés passent à travers le filtre alors même que le corps pourrait en avoir encore besoin. Car, à l'inverse d'un bassin de jardin, cet ensemble ne fonctionne pas en circuit fermé, le liquide et les composants inutilisables doivent être évacués par l'intermédiaire des urines.

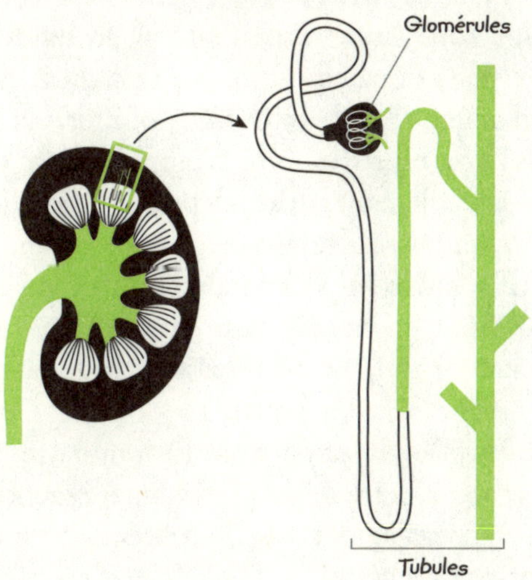

C'est à cela que servent les tubules. Là, le corps récupère les substances dont il a encore besoin, notamment une grande partie de l'eau et des minéraux. Ce système permet aussi aux reins de réguler le taux de minéraux. Une fois l'urine arrivée presque au bout de la tuyauterie interne, il se fait dans le tube collecteur un ajustement de l'équilibre acido-basique. Après quoi l'urine repart en direction du calice, puis du bassinet et, pour finir, elle traverse l'uretère jusqu'à la vessie, d'où elle sera évacuée.

Après vous avoir décrit ces processus compliqués, je dois malheureusement vous avouer une chose : en fait, ils n'intéressent pas vraiment les urologues. Le fonctionnement des reins, ce qui se passe en cas d'insuffisance rénale, c'est l'affaire des spécialistes des maladies internes. Et, parmi eux, il existe des spécialistes encore plus spécialisés, les néphrologues, qui ne s'occupent que des reins. Cependant les urologues, tout comme les représentants des autres disciplines médicales, doivent évidemment avoir une certaine connaissance du fonctionnement de cet organe.

Les reins sont situés à peu près à la hauteur de la onzième et de la douzième côte. Le rein droit est proche du foie, le gauche, de la rate. Les poumons et l'intestin ne sont pas non plus très loin. L'emplacement exact des reins peut sensiblement varier, depuis le bassin jusqu'à la cage thoracique – cependant ce dernier cas est très peu fréquent. Il y a des gens qui naissent avec un seul rein, d'autres qui ont un double rein sur un côté, ce qui fait trois au total. Si un jour on vous demande ce qu'est un rein en fer à cheval, vous pourrez répondre : Ce sont des reins dont les pôles inférieurs ont fusionné. Ces variantes constituent dans l'ensemble plutôt une exception et ne nécessitent généralement pas de traitement tant qu'elles ne causent pas de gêne.

Mais examinons à présent une situation classique qui fait qu'on atterrit en consultation d'urologie, parfois après des détours.

Calculs urinaires

Une patiente de trente-sept ans se plaignait depuis un certain temps d'un tiraillement du côté droit. Il arrivait aussi que la douleur soit plutôt localisée dans le dos et irradie dans le bas-ventre. Son généraliste l'avait examinée sans pouvoir déterminer la cause de ce phénomène et l'échographie n'avait pas fourni d'informations utiles. L'analyse d'urine avait révélé un peu de sang, ce qu'on appelle une micro-hématurie : le sang n'est pas visible à l'œil nu et il faut un examen en laboratoire ou une bandelette réactive pour le détecter. Cependant, comme cette femme avait ses règles, le résultat pouvait être légèrement faussé. Son généraliste l'a donc envoyée chez l'orthopédiste car, ce jour-là, la douleur irradiait plutôt dans le dos. Après un certain temps d'attente – et par là je n'entends pas les heures passées en salle d'attente, mais les semaines de délai jusqu'à la consultation –, elle a pu obtenir un rendez-vous : là, le médecin lui a appris que sa colonne vertébrale n'était pas à l'origine des troubles. Et, comme elle avait mal dans le bas-ventre, il lui a conseillé d'aller voir un gynécologue. Celui-ci ne trouvant pas davantage la cause de ses douleurs, la patiente a été dirigée vers l'hôpital : on soupçonnait une crise d'appendicite aiguë. Une fois cette hypothèse invalidée, il lui a fallu repasser par la case médecine interne et orthopédie. Puis, comme on ne trouvait décidément rien, mais que ses urines montraient de nouveau la présence de sang, elle est arrivée dans notre service d'urologie. Là, un bref examen, un coup d'œil rapide sur les résultats d'analyse – qui étaient nombreux grâce au travail antérieur des collègues – et une échographie ont permis d'établir un diagnostic présumé de calcul urétéral sur le côté droit. Une tomographie computérisée a permis de confirmer les soupçons.

Avant de poursuivre, arrêtons-nous un peu sur les calculs rénaux ou, de manière plus générale, sur les calculs urinaires. Commençons par l'endroit où ils apparaissent, par leur localisation, donc. Il peut y avoir un calcul rénal classique ou des calculs sur tout le parcours de l'uretère. L'uretère, un tuyau long et mince fait de muscles et de muqueuse qui relie les reins et la vessie, présente trois goulots naturels. Le premier se trouve relativement près des reins, à l'endroit où l'uretère quitte le bassinet. Ensuite, l'uretère croise un vaisseau sanguin, de sorte qu'il y a un deuxième goulot à mi-chemin entre le rein et la vessie. Le troisième goulot est situé peu avant l'entrée dans la vessie. Il peut arriver que les calculs urinaires restent coincés dans ces goulots, causant ainsi des problèmes graves, mais nous y reviendrons.

Les calculs rénaux se forment, comme leur nom l'indique, dans les reins. Parmi les éléments déclencheurs : une mauvaise alimentation, une prédisposition génétique, des infections récurrentes des voies urinaires ou des troubles du métabolisme. Du fait de cette diversité d'origines, les calculs urinaires peuvent être constitués de matériaux variés. Presque quatre-vingts pour cent d'entre eux contiennent une grande quantité de calcium. Il y a aussi ceux qui sont composés d'acide urique et d'autres de struvite, un mélange d'ammonium, de phosphate et de magnésium, qui se forment à la faveur des infections des voies urinaires. Enfin il existe aussi une foule de calculs plus rares pouvant se manifester dans les voies urinaires.

L'apparition des calculs est relativement facile à expliquer. Il s'agit, de façon classique, d'un des composants normalement présents dans l'urine sous forme dissoute qui se retrouve en concentration trop élevée dans le calcul. À partir d'un certain moment, il cesse d'être soluble et des cristaux se forment. Puis d'autres particules viennent se fixer sur ces cristaux. Dans un documentaire scientifique, on prendrait un verre d'eau et on y verserait plusieurs cuillerées à café de sel. Si l'on continue à ajouter du sel, au bout d'un moment il devient impossible de le dissoudre en remuant la cuillère et un dépôt se forme. Dès lors, le produit de solubilité est atteint. Dans notre corps, c'est un peu plus compliqué dans la mesure où il n'y a pas seulement de l'eau et du sel, mais aussi d'autres facteurs, comme le taux de pH, qui sont impliqués.

Mais restons-en à l'exemple du verre d'eau. Un moyen simple de dissoudre le sel qui repose au fond du verre serait d'ajouter de l'eau. Et cela fonctionne aussi dans notre corps : quand on souffre de calculs rénaux à répétition, il faut boire davantage d'eau. L'idée est d'évacuer par le tractus urinaire plus de deux litres et demi de liquide. Comme il y a aussi une certaine perte de liquide qui advient par le biais d'autres organes, cela ne se confond pas avec ce qu'on boit. Pensez par exemple aux lunettes que vous nettoyez quotidiennement avec l'eau de condensation de vos poumons, à la goutte qui perle à votre nez ou à la sueur que dissipe votre peau. À quoi s'ajoute la liquidité présente dans nos selles. Considérons juste les poumons et la peau : un adulte évacue environ un litre de liquide par l'intermédiaire de ces deux organes – par jour, s'entend. En buvant quotidiennement trois litres, vous devriez vous en sortir. Dans certains cas – des maladies héréditaires, par exemple –, il peut être nécessaire de boire aussi la nuit pour éviter la formation de calculs rénaux.

Vous avez peut-être observé la couleur de vos urines le matin : en général, elles sont d'un jaune plus marqué que celles que nous évacuons au cours de la journée. Cela tient au fait qu'elles sont plus concentrées, car la nuit on absorbe moins de liquide et la production d'urine diminue. Cependant, notre corps veut tout de même se débarrasser des éléments dont il n'a pas besoin. Plus la concentration des urines est élevée, plus le risque est grand de développer des calculs. Précisons que la couleur de l'urine vient de l'urochrome, dont la composante essentielle est un déchet de notre colorant sanguin, l'hémoglobine. On peut facilement vérifier qu'en se dégradant notre sang prend une teinte jaunâtre ; il suffit d'observer les bleus que l'on se fait en se cognant malencontreusement contre un objet : la tache est d'abord bleu-violet, puis elle vire au vert et, pour finir, devient jaune.

Vingt pour cent environ des Allemands (et quatorze pour cent des Français) souffrent au moins une fois dans leur vie de calculs urinaires. À cet égard, le risque est plus élevé chez les hommes. Au début, ces calculs peuvent avoir une taille inférieure à celle d'un grain de sable et être éliminés dans les urines sans que nous en sachions rien. Parfois, cependant, ils grossissent lentement et, dans le pire des cas, occupent tout l'espace intérieur du rein. Cette variante grave a pour nom « calcul coralliforme » et ressemble à une empreinte en négatif remplie de plâtre du bassinet et du système de calices. Entre le grain de sable et le calcul coralliforme, il y a bien sûr de multiples variantes. Prenons par exemple un calcul de la taille d'une tête d'épingle.

Si, un jour, il décide de quitter le rein auquel il est accroché comme une concrétion, son trajet dans l'uretère provoque chez son propriétaire de violentes douleurs comparables à celles de la colique. Il arrive que le concrément obstrue l'uretère, si bien que l'urine s'accumule dans le rein. L'augmentation de la pression empêche le rein de travailler correctement, ce que le corps signale par une douleur sourde dans le flanc ou la région du dos.

Si le calcul est bloqué dans le deuxième goulot, les douleurs apparaissent plutôt dans le ventre et les patients les décrivent souvent comme aiguës et se manifestant par vagues. Dans le cas où le calcul est proche de la vessie, elles peuvent irradier dans les testicules ou le pénis et, chez les femmes, dans les lèvres du vagin. Leur intensité est très variable d'une personne à l'autre. Chez certains, c'est juste un pincement, mais quelques patientes m'ont assuré qu'elles souffraient plus que lors de l'accouchement.

Comme il est très difficile de prouver directement l'existence d'un calcul par une échographie, le médecin commence par examiner un peu plus attentivement les reins. La plupart du temps, cela permet de détecter la rétention d'urine provoquée par le calcul. Avec les douleurs caractéristiques exprimées par le patient, l'hypothèse de départ devient plausible.

Les résultats d'analyses sont moins utiles pour la confirmation du diagnostic. Les valeurs hépatiques et la créatinine peuvent certes être un peu plus élevées, parce que l'accumulation d'urine empêche le rein de travailler comme il faut, mais ce n'est pas toujours le cas. La créatinine est un métabolite de la créatine musculaire, lequel est évacué par l'intermédiaire des reins. Si les reins ne fonctionnent pas correctement, le taux de créatinine dans le sang augmente, livrant ainsi une information sur leur état. Pour pouvoir l'établir, il faut faire une prise de sang. On notera qu'il n'y a pas toujours de sang dans les urines, dans la mesure où le calcul ne provoque pas nécessairement de lésions dans la muqueuse.

Revenons à présent à cette patiente qui avait dû faire la tournée des spécialistes et avait subi une tomographie computérisée, un procédé qui s'est imposé dans la recherche de calculs urinaires et fournit sur leur emplacement et leur taille des informations cruciales pour déterminer la thérapie appropriée. Qui plus est, cette technique permet également de découvrir la véritable cause des troubles observés si le diagnostic présumé se révèle erroné.

Si les calculs présentent une grande diversité en termes de taille, de composition et d'emplacement, il existe aussi de nombreuses possibilités de s'en débarrasser. Prenons comme premier exemple le calcul de notre patiente. La tomographie avait montré qu'il mesurait quatre millimètres et qu'il était presque arrivé dans la vessie. Les résultats d'analyse ne révélaient rien d'inhabituel et les douleurs restaient supportables. L'échographie était normale, il n'y avait pas d'accumulation d'urines pouvant endommager le rein. La probabilité que ce petit casse-pieds glisse de lui-même dans la vessie était relativement élevée. On a donc prescrit un antalgique anti-inflammatoire et un médicament pour détendre l'uretère. Une fois que le calcul est dans la vessie, il peut sans problème être évacué aux toilettes par l'urètre. Attention à ne pas confondre : l'uretère achemine l'urine du rein dans la vessie, après quoi c'est l'urètre, d'un diamètre beaucoup plus important, qui assure son transport à l'extérieur.

Si le calcul est situé plus haut et possède une taille plus importante, il occasionne des douleurs plus violentes et on l'enlève à la faveur d'une petite intervention souvent pratiquée sous anesthésie générale. On introduit un endoscope dans l'urètre et la vessie pour avoir accès à l'uretère. Ce type d'endoscope est équipé d'une petite caméra et dispose également de sondes paniers permettant d'attraper les calculs et de les extraire. Si ces derniers sont trop gros, on les fragmente à l'aide d'un laser ou d'une pince, puis on retire les débris. Cette technique s'appelle l'urétéroscopie – une endoscopie de l'uretère.

Souvent, avant ce type d'opération, on commence par introduire un simple petit tuyau en silicone dans l'uretère pour que le rein se vide et puisse récupérer. Comme l'uretère est un muscle qui travaille sans relâche pendant le transport de l'urine en se livrant à des contractions ondulatoires semblables à celles d'une chenille, ce petit tuyau l'aide à se relâcher et agrandit son diamètre. C'est une manière de réduire le risque de blessure avant une extraction de calculs très volumineux.

L'endoscopie est la technique opératoire la plus fréquemment utilisée en ce domaine. Certains calculs peuvent aussi être élégamment détruits au moyen d'ondes de choc administrées de façon externe, malheureusement ils ne se prêtent pas tous à ce type de procédure. Il est également possible de ponctionner le rein de l'extérieur pour accéder aux calculs en ménageant l'uretère. Rares désormais sont les cas où les calculs rénaux doivent être extraits par le biais d'une opération « ouverte ».

Curieusement, il y a des moments de l'année où l'on pratique davantage d'extractions de calculs rénaux. Ceux-ci connaissent un grand boom durant les mois d'été, quand on transpire beaucoup et qu'on ne boit pas assez. De la même façon, nos concitoyens musulmans présentent plus fréquemment des calculs rénaux pendant le ramadan.

Si, un jour, un urologue vous demande de faire pipi dans une passoire, n'en déduisez pas aussitôt qu'il est fou. Il s'agit d'un test de contrôle permettant de vérifier si le calcul a bien été expulsé. Les patients sont généralement surpris en voyant la taille minuscule de leur ennemi, certains s'attendant à des morceaux au moins gros comme le poing. Le calcul est alors envoyé dans un laboratoire spécialisé où on analyse sa composition exacte, ce qu'on fait aussi avec ceux qui ont été extraits au cours d'une opération chirurgicale. Dès lors, il est possible d'adopter des règles de conduite et d'alimentation susceptibles d'empêcher la formation de nouveaux calculs.

Que peut-on faire – outre boire en grandes quantités – pour prévenir la réapparition de calculs urinaires ? Tout d'abord, améliorer sa situation sociale. Cela paraîtra peut-être bizarre, mais c'est valable pour une foule de maladies. Un statut social peu élevé est un facteur de risque supplémentaire pour nombre d'affections, dont les calculs rénaux. Les causes de ce phénomène sont multiples, mais elles vont généralement de pair avec une sensibilisation moindre aux questions de santé et un accès plus difficile aux mesures de prévention et aux traitements. Si l'on ne peut rien faire dans l'immédiat pour améliorer sa situation sociale, il est toujours possible de renoncer au thé noir, au café, au chocolat et aux fruits à coque.

Il convient également – cela ne surprendra personne – de perdre des kilos si l'on est en surpoids, de surveiller son métabolisme des graisses et de lutter contre l'hypertension. Il y a aussi l'alcool, qui exerce un effet néfaste sur la pression artérielle et dessèche le corps par son action diurétique, ce qui peut favoriser l'apparition de calculs. Certes, il arrive qu'un calcul soit évacué grâce à une ou deux bières, mais cela ne sert pas à grand-chose s'il s'en forme d'autres par la suite.

Même si nombre de calculs rénaux sont composés de calcium, ce serait une erreur de renoncer aux produits laitiers, car ceux-ci peuvent aider à prévenir leur formation. Outre le calcium, en effet, les calculs contiennent une quantité importante d'oxalate, une substance présente dans beaucoup de plantes. L'oxalate est absorbé par l'intestin et évacué avec les urines. Le calcium qui se trouve dans les produits laitiers s'y associe dans l'intestin, l'empêchant d'arriver en trop grande quantité.

On recommandera enfin une alimentation pauvre en sel et en protéines animales – ce qui d'ailleurs est bon pour la tension artérielle. Cela ne suffit pas à garantir que l'on n'aura jamais de calculs, mais la probabilité d'avoir à consulter régulièrement un urologue ou de se rendre aux urgences pour cause de colique néphrétique s'en trouve sensiblement diminuée.

Quand on s'occupe des reins, on affronte aussi des problèmes plus graves que les calculs, petits ou gros. Et, souvent, les troubles occasionnés dans un premier temps font bien moins souffrir qu'un petit caillou.

Le grand avantage des reins, par rapport aux autres organes, c'est qu'en cas de blessure, d'inflammation grave ou d'insuffisance due à un calcul, il reste en général un second spécimen. Si un des reins est déficient ou doit être enlevé, l'autre le remplace au pied levé. Nous avons déjà vu un exemple similaire avec les testicules.

La cause d'ablation la plus fréquente, c'est la tumeur maligne. Les principaux facteurs de risque sont la cigarette, le surpoids, l'alcool et la prédisposition génétique. Ce type de cancer touche davantage les hommes que les femmes. Certes, il reste plutôt rare, mais, sur un échantillon de cent mille Allemands, ce sont chaque année huit femmes et dix-sept hommes[9] qui développent une tumeur du rein (en France, six femmes et treize hommes sur cent mille). Autrement dit, sur quatre millions de téléspectateurs qui regardent le film du dimanche soir, il y en aura mille qui auront un cancer du rein. Point commun entre le film du dimanche soir et le cancer du rein : le groupe cible, celui des septuagénaires – ce qui ne signifie pas qu'un quadragénaire ne puisse être concerné.

Comment remarque-t-on qu'une tumeur sommeille dans le rein ? Dans plus de cinquante pour cent des cas, le patient l'ignore totalement. La plupart des cancers du rein sont découverts plus ou moins par hasard, à l'occasion d'examens de routine, grâce à une échographie ou à une tomographie computérisée effectuées pour d'autres raisons. Si la tumeur a déjà une certaine taille, elle peut générer du sang dans les urines, des douleurs dans le flanc ou une grosseur palpable sur le côté de l'épigastre – la région supérieure et moyenne de l'abdomen. Les symptômes généraux du cancer – suées nocturnes, perte de poids, fièvre – doivent toujours faire l'objet d'investigations.

Lorsqu'on découvre l'existence d'une tumeur rénale, on commence généralement par envoyer le patient à l'hôpital. Autrefois, on conseillait de procéder à une ablation complète du rein en incisant le flanc. Comme, de nos jours, ces tumeurs sont en général beaucoup plus petites – parce que décelées plus précocement –, on n'enlève si possible qu'une partie du rein, ce qui est tout aussi efficace pour combattre la tumeur. À une époque où l'espérance de vie ne cesse d'augmenter, où des maladies comme le diabète sucré et l'hypertension sont de plus en plus fréquentes, il est important de préserver autant que possible le rein affecté, même si l'autre fonctionne normalement. Quelle que soit la technique utilisée, on essaie désormais d'extraire la tumeur comme on ôte un morceau pourri sur une pomme de terre. Si le morceau en question est trop gros, il peut être plus simple de couper un tiers de la pomme de terre ou de la retirer en totalité. Une fois qu'on a extrait la zone abîmée, on prélève souvent de petits échantillons sur la partie saine, qu'on envoie au pathologiste pendant l'opération. Celui-ci peut alors déterminer si la tumeur a été extraite dans son intégralité. Après une ablation complète, les valeurs rénales dans le sang, par exemple la créatinine, sont un peu plus élevées que la normale, mais au fil du temps l'autre rein s'adapte, grossit et travaille pour deux.

Pendant la cicatrisation, on pratique un certain nombre d'examens pour vérifier si la tumeur n'a pas métastasé. Même si ce n'est pas le cas, il est important d'effectuer régulièrement des contrôles au cours des années qui suivent. Il faut également surveiller de très près l'autre rein et le tissu rénal conservé. En effet, certains patients, après une intervention, développent une tumeur sur l'autre rein. Dans ce cas, le fait d'avoir conservé une partie du premier rein s'avère très payant. Si la tumeur a métastasé, le pronostic n'est malheureusement pas très favorable, mais il existe toute une série de médicaments qui ralentissent la croissance de la tumeur.

Peut-être vous demandez-vous à présent ce qui se passe quand les deux reins sont affectés par des tumeurs, ce qui entraîne une défaillance rénale. Les patients concernés doivent se rendre trois fois par semaine chez le médecin pour subir une dialyse – une méthode d'épuration du sang.

Insuffisance rénale

Dans le cas le plus rare, ce sont les méchants urologues ayant procédé à l'ablation de l'un des reins ou des deux qui sont responsables de l'insuffisance rénale. Mais, tout d'abord, il faut distinguer entre insuffisance aiguë et insuffisance chronique. Dans le premier cas, le rein est rarement à l'origine du problème. Lors d'accidents cardio-vasculaires et d'états de choc, par exemple après un accident, une opération, une brûlure ou dans le cadre d'une septicémie, le rein est moins bien approvisionné en sang, ce qui entraîne une insuffisance aiguë. Si la cause du problème est traitée, le rein tend à récupérer. Cependant, cette défaillance passagère d'approvisionnement plus ou moins marquée peut endommager le tissu rénal et provoquer ultérieurement une insuffisance. Il y a aussi des maladies comme le diabète ou l'hypertension qui abîment les reins, de sorte que, au stade ultime de l'insuffisance rénale, les reins ne travaillent plus qu'à quinze pour cent de leurs capacités. Ils deviennent non seulement incapables d'évacuer les liquides, mais aussi de désintoxiquer notre corps, si bien qu'il peut y avoir une accumulation de substances nocives. L'insuffisance rénale est souvent un processus insidieux. Dans le meilleur des cas, les patients concernés sont déjà suivis par un néphrologue, lequel doit décider à quel moment il convient d'apporter aux reins le soutien d'une machine, voire de les remplacer. La dialyse permet, tous les deux ou trois jours, de libérer l'intégralité du sang présent dans le corps de toutes les toxines et de l'eau superflue. Ce procédé est très lourd, il dure plusieurs heures au cours desquelles le patient est relié à la machine à l'aide d'une grande canule. On prend son petit déjeuner, puis son déjeuner, on bavarde avec son voisin, on lit ou on regarde la télévision. Le sang pénètre par l'intermédiaire de la canule dans l'appareil destiné à le purifier, puis il est renvoyé dans le corps. Outre le fait que la dialyse est un fardeau en termes de temps et d'organisation, les jours où le sang n'est pas purifié les substances toxiques s'accumulent dans l'organisme, ce qui à la longue est dangereux. Cela n'a rien d'étonnant si l'on songe qu'un corps sain est détoxiqué sept jours sur sept, vingt-quatre heures sur vingt-quatre, tandis que celui d'un patient dialysé ne l'est que trois fois par semaine pendant cinq heures.

Il arrive que ce nettoyage rapide provoque maux de tête et nausées, même quand le corps s'est débarrassé de composants sanguins toxiques. Pendant l'opération de filtrage, il peut survenir des problèmes circulatoires

– n'oublions pas qu'il y a une quantité non négligeable de sang dans la machine et son système de tuyaux. Il existe quelques procédures à mettre en œuvre chez soi, plus régulièrement, mais la majorité des patients doivent se rendre plusieurs fois par semaine dans une clinique spécialisée. Dans les zones rurales, il faut ajouter le temps de transport, qui constitue une contrainte supplémentaire. Si les patients veulent prendre des vacances, ils peuvent se rendre dans des endroits équipés de centres de dialyse. Certaines croisières, d'ailleurs, proposent ce genre de service – plus d'un touriste, en bonne santé au demeurant mais ayant un peu forcé sur les alcools lors des cocktails-parties à bord, serait heureux de pouvoir au petit matin se refaire un sang tout neuf !

J'ai connu un couple qui était tombé amoureux lors de vacances de ce type. L'homme souffrait d'une polykystose rénale héréditaire et la femme d'une inflammation des glomérules. Tout avait commencé au centre de dialyse où ils se retrouvaient chaque semaine côte à côte pendant l'opération de nettoyage. En raison de leur maladie, ils étaient tous deux séparés de leur partenaire ou divorcés. Ils avaient décidé de faire ensemble une croisière et avaient fini par se marier. Quelque temps plus tard, toutefois, la femme se retrouvait de nouveau seule au centre de dialyse. Pendant ce temps, son mari était à la maison avec sa nouvelle conquête : celle-ci était mince, mesurait environ onze centimètres et s'appelait Ren. Autrefois, elle avait appartenu à quelqu'un d'autre qui avait malheureusement perdu la vie dans un accident de la circulation. Ren est un terme latin signifiant « rein ».

Après cette incursion en médecine interne pour évoquer l'insuffisance rénale et la dialyse, nous en revenons à l'urologie avec *ren*, qui n'est évidemment pas le prénom d'une nouvelle maîtresse, mais un nouveau rein opérationnel.

Transplantation rénale

Nous venons de parler des longues heures nécessaires à la dialyse. Mais ce n'est rien comparé aux années qui s'écoulent parfois avant qu'un patient puisse subir une greffe. Compte tenu de ce délai, certains envisagent sans doute de se procurer un rein au marché noir, mais ils sont peu nombreux à sauter le pas. Quelques clics sur Internet et l'on tombe sur des sites louches qui proposent des organes. Les prix sont très variables, ils dépendent de l'organe recherché et du pays où aura lieu la transplantation. Grosso modo, il faut compter dans les cent mille euros – de préférence en espèces – pour s'offrir un rein. Billet d'avion, opération, frais d'hospitalisation, tout est compris – le rein illégal fait bien sûr partie du pack. Pour le donneur, en revanche, l'affaire est nettement moins lucrative. En règle générale, le client débourse une somme à quatre chiffres en dollars. Le donneur, lui, peut s'estimer heureux s'il reçoit un petit quelque chose. Du coup, les riches patients étrangers ont tendance à supplanter la population locale sur les listes d'attente. C'est la raison pour laquelle, depuis 1997, l'Allemagne a interdit les greffes d'organes à l'étranger. Si l'on se fait prendre, on risque jusqu'à cinq ans d'emprisonnement.

En ce domaine, la voie légale et conforme à l'éthique en Allemagne est le don d'organe par un proche – parent, conjoint ou ami intime. Et, avant toute opération, un comité d'éthique examine avec beaucoup de soin l'état de santé du donneur et ses relations avec le bénéficiaire. L'objectif est d'exclure les motivations financières ou les dons contraints. Il faut également s'assurer que donneur et receveur sont compatibles. Cela étant, nous disposons de médicaments immunosuppresseurs de plus en plus performants qui permettent d'éviter les réactions de rejet, aussi cette question tend-elle à perdre de son importance. Si l'opération s'est bien passée, le donneur continuera de jouir de la même espérance de vie que le reste de la population. Il va de soi qu'il sera suivi médicalement et fera davantage attention à sa santé. Peut-être aussi la conscience d'avoir bien agi aide-t-elle à compenser l'absence du rein donné.

Si l'on n'a pas de donneur compatible ou consentant dans sa famille ou son cercle d'amis, on est contraint de patienter. Sur les huit mille dialysés en attente d'un rein, environ mille cinq cents subiront une greffe. La liste d'attente repose sur un système de points très sophistiqué où l'on prend en compte des facteurs comme l'âge, l'état de santé, le temps d'attente et la compatibilité. Pour pouvoir réagir au plus vite dans les situations d'urgence, par exemple quand un enfant a immédiatement besoin d'un rein, et ajuster au mieux l'offre et les besoins, on a créé un organisme de services qui s'appelle Eurotransplant et regroupe un certain nombre de pays européens. Comme le nombre de dons d'organes varie selon les pays, le système de points inclut la nationalité du receveur.

Dans le meilleur des cas, on reçoit un jour un coup de téléphone nous annonçant qu'un organe compatible est à notre disposition. On se rend alors au centre de transplantations d'organes et l'on se réveille le matin suivant avec un rein tout neuf. Le rein endommagé reste là où il est, en général il ne fonctionne pas bien mais ne cause pas de problèmes particuliers. Et où installe-t-on le nouveau rein ? On lui fait une petite place confortable dans le bassin – protégé par les os du bassin et raccordé localement au système d'approvisionnement sanguin. Et de là, l'uretère est tout proche de la vessie.

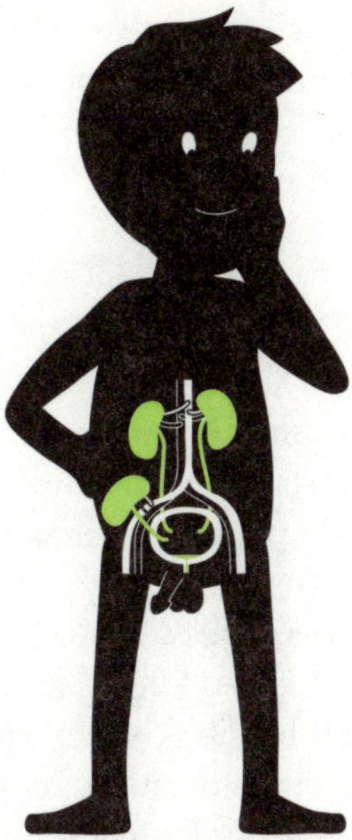

Pour éviter que le corps rejette l'organe étranger, les patients greffés doivent prendre toute leur vie des médicaments immunosuppresseurs – sauf si le rein a été donné par un jumeau monozygote. Il serait évidemment souhaitable de pouvoir réduire le temps d'attente avant la transplantation, mais cela nécessiterait davantage de dons d'organes – à cet égard le scandale de 2012 a eu des effets désastreux. À l'époque, certains centres avaient partiellement falsifié des données pour se rendre le système de points plus favorable. Même si ces agissements n'ont pas été nécessairement dictés par des considérations financières, ce fut un énorme gâchis. Les premiers lésés par le recul des dons, ce sont les patients. Chez notre voisin autrichien, par exemple, les donneurs sont beaucoup plus nombreux. La raison en est une loi qui oblige à refuser explicitement le don d'organes au lieu de l'autoriser, comme chez nous. Dès lors, les patients autrichiens attendent en moyenne moins de deux ans pour une greffe de rein. Il me semble que l'Allemagne devrait s'inspirer de cet exemple.

Pyélonéphrite

Parfois, je me dis que l'intitulé de mes sous-chapitres risque d'éventer le suspense. Il faudrait que j'utilise les termes grecs ou latins pour vous forcer un peu à chercher. Mais peut-être avez-vous déjà compris de quoi il sera question ici ? Dans ce cas, vous avez sans doute souffert de cette maladie – ou vous êtes futé. Mais traduisons : du grec *pyelos,* qui signifie « bassin », *nephr,* qui renvoie au rein et *itis,* qui indique l'inflammation, on entend par là une maladie qui touche surtout les femmes : l'inflammation du bassinet et non, par exemple, celle d'un rein transplanté.

L'urine en provenance du rein s'accumule dans le bassinet avant d'être acheminée par l'uretère en direction de la vessie. Il arrive que les bactéries responsables d'une inflammation de la vessie remontent vers le bassinet et s'y installent. Comme ce sont surtout les femmes et les jeunes filles qui souffrent d'inflammations de la vessie, elles sont également les plus touchées par cette affection du bassinet. Outre les symptômes classiques de la cystite, la pyélonéphrite se manifeste par de la fièvre, des douleurs dans la région lombaire, un épuisement physique, des nausées et des vomissements. Si vous avez ce genre de symptômes, rendez-vous au plus vite aux urgences hospitalières. On vous fera un bilan sanguin et, si besoin est, vous serez hospitalisé avec traitement antibiotique et réhydratation par voie intraveineuse. Si votre état s'améliore au bout de quelques jours, généralement vous pourrez sortir et devrez prendre vos antibiotiques sous forme de comprimés. Cette maladie n'a rien de dramatique, mais ne doit pas être traitée à la légère et, surtout, elle doit être détectée à temps afin que vous receviez des soins appropriés. Si vous êtes sujet aux pyélonéphrites, il faudra en rechercher les causes – inflammation de la vessie, calculs rénaux ou malformation congénitale de l'uretère. La prudence est de mise avec les personnes d'un certain âge, car les symptômes sont souvent un peu vagues et l'affection n'est décelée qu'à l'apparition d'une forte fièvre et d'un état d'épuisement général. Et, comme leur système immunitaire est généralement moins efficace, il est encore plus important de réagir vite.

Un dernier conseil : s'il vous plaît, pas de bouillotte quand vous avez des douleurs dans la région lombaire. Les bactéries aiment la chaleur, celle-ci favorise leur multiplication. Comme toujours, il vaut mieux boire beaucoup pour évacuer les hôtes indésirables.

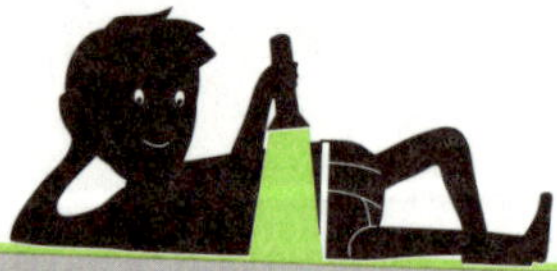

PENSE-BÊTE

* En cas de pyélonéphrite, évitez les bouillottes.
* Boire en grande quantité aide à prévenir la formation de calculs rénaux.
* Le fonctionnement des reins relève de la compétence du spécialiste de médecine interne, tout le reste concerne l'urologue.
* On peut très bien vivre avec un seul rein.
* On peut s'acheter un rein sur Internet – à éviter, tout de même !
* L'urine jaunit sous l'effet d'un composé dégradé du sang (pensez aux bleus qui virent au jaune au bout de quelques jours).

LA PROSTATE

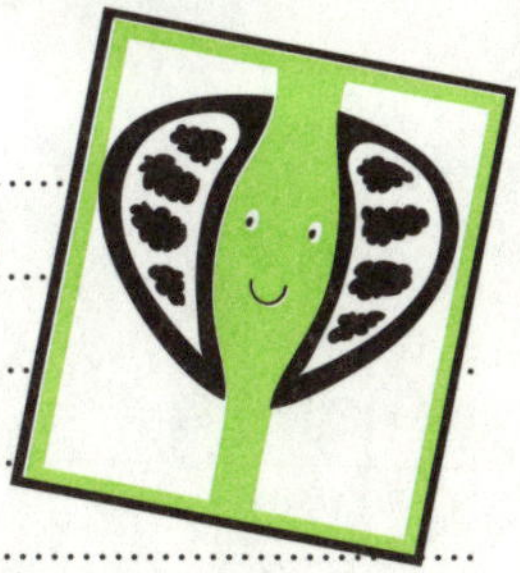

Nom : Prostate

Taille : De poids mouche à superlourd

Couleur : De blanc à beige

Poids : Entre 20 et 30 grammes

Profession : Glande prostatique – c'est comme portier, sauf que je décide de ce qui sort

Aliments préférés : Tomates, grenades et graines de courge

Situation de famille : Célibataire endurci

Meilleurs amis : Amour-haine pour le doigt du médecin

Pas trop mon truc : Les germes, le cancer et les cathéters

Chanson préférée : Finger on the Trigger

Devise : Touche-moi, c'est pour mon bien

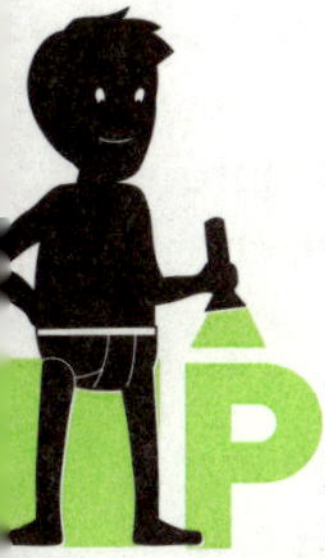

Peut-être n'êtes-vous pas encore en âge d'avoir des problèmes de prostate, peut-être aussi n'avez-vous pas de prostate du fait de votre sexe. Mais vous connaissez très sûrement des personnes qui en sont dotées et il vous intéressera sans doute d'en savoir un peu plus à ce sujet. D'ailleurs, en tant qu'épouse, il se peut qu'un jour vous ayez vous-même l'impression d'en avoir une quand votre conjoint se lèvera trois fois par nuit pour aller aux toilettes. Et si l'on est un représentant du sexe masculin, il n'est jamais trop tôt pour s'occuper de sa prostate.

C'est probablement à cause de cet organe que les jeunes urologues se font regarder d'un drôle d'air quand on les interroge sur leur profession au cours d'une soirée. Et qu'en est-il du groupe cible, à savoir les quinquagénaires ? Leur prostate commence à se rappeler à leur bon souvenir, mais il n'y a pas encore de quoi fouetter un chat. La prostate, ou glande qui « se tient en avant » selon l'étymologie grecque, est à la fois l'organe le plus éminent et le plus mystérieux de l'urologie. On le sait : le cœur pompe le sang, le poumon respire, les reins et la vessie font des trucs avec l'urine et le cerveau dirige tout ça. Mais que diable fait donc la prostate ?

À mes yeux, il importe avant tout de distinguer entre l'hypertrophie bénigne de la prostate et le cancer. Tant que la prostate ne pose pas de problème, son existence à l'intérieur du bassin reste ignorée de la plupart des hommes. Et si elle se manifeste, par une inflammation, un grossissement ou une tumeur, il n'est pas aussi facile de l'enlever que l'appendice ou la vésicule biliaire. La raison en est sa localisation un peu complexe, en lien direct avec le sphincter, situé juste en dessous, qui assure la continence urinaire, et les fibres nerveuses garantissant l'érectilité du pénis, ainsi que sa proximité avec le rectum qui permet la palpation.

Léonard de Vinci – génie tout terrain et anatomiste passionné – doutait probablement de l'existence de la prostate car, dans ses exposés anatomiques, il omet purement et simplement de la mentionner, alors que les hommes des XVe et XVIe siècles en étaient assurément pourvus et qu'elle devait à l'occasion leur causer quelques soucis[10]. Ironie de l'histoire, le robot chirurgical le plus utilisé aujourd'hui dans les opérations de la prostate s'appelle Da Vinci – mais ne vous inquiétez pas, il est plus compétent en ce domaine que celui auquel il doit son nom. Nous y reviendrons. Essayons ensemble de réaliser ce qui a échappé à Léonard de Vinci : la compréhension de la prostate.

Pour commencer, examinons de plus près sa localisation. Et, pour ce faire, bricolons une prostate, une vessie et un urètre avec quelques objets courants. Pour la prostate, nous prendrons une mandarine. Celle-ci illustre bien la structure de l'organe avec une enveloppe plus dure, un intérieur mou et, très important, le canal au milieu. Ôtons un peu d'écorce sur le dessus et en dessous de façon à pouvoir glisser une paille au centre. Et maintenant, serrons la paille avec un élastique sous l'extrémité inférieure du fruit. Sur le dessus, fixons un ballon de baudruche rempli d'eau et raccordons-le à la paille. Dans la réalité, ce n'est évidemment pas aussi sommaire, mais cette simplification permettra de mieux visualiser. Nous avons donc à présent la vessie (le ballon), qui est reliée à l'urètre (la paille), autour duquel se trouve la prostate (la mandarine), juste en dessous de la vessie. L'élastique représente le sphincter externe. Si nous le desserrons, l'eau contenue dans la vessie s'écoule en traversant l'urètre et la prostate avant d'être évacuée à l'extérieur.

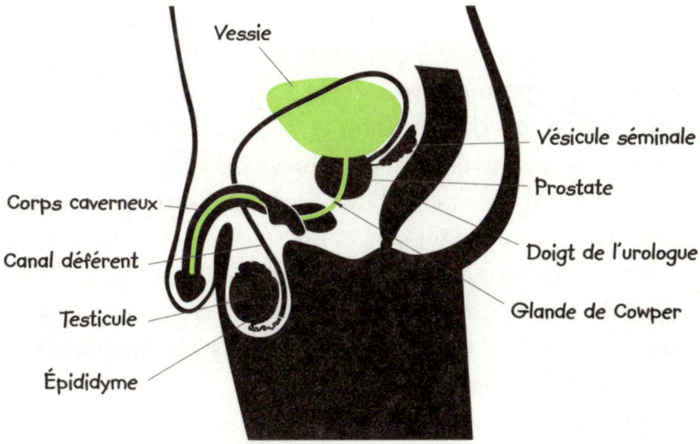

Et si l'on plaçait un mini-ballon respectivement à droite et à gauche de la mandarine, légèrement au-dessus, on aurait aussi les vésicules séminales. Celles-ci stockent dans un réservoir non pas la semence, mais une sorte de panier-repas donné aux spermatozoïdes au moment de l'éjaculation pour qu'ils puissent se nourrir durant le long trajet qui les mène jusqu'à l'ovule. Je sais, tout ça est vraiment très compliqué, mais, comme je l'ai mentionné, à la fin vous pourrez dire que vous en savez plus que Léonard de Vinci. Maintenant que nous avons une idée à peu près précise de l'emplacement de la prostate, parlons du rôle de cet organe.

De même que les vésicules séminales, la prostate produit des sécrétions qui contribuent à la semence. En outre, la prostate se compose d'un tissu musculaire qui se contracte au moment de l'orgasme et joue un rôle important dans l'expulsion de l'éjaculat. Ces sécrétions sont cruciales pour les spermatozoïdes, ce sont elles qui leur donnent la capacité de féconder l'ovule. Elles contiennent des minéraux comme le zinc ou le cholestérol et une enzyme, le PSA (l'antigène prostatique spécifique), qui sert à liquéfier le sperme en vue de faciliter le déplacement des spermatozoïdes. Le PSA se trouve aussi en petites quantités dans le sang et il a une fonction importante dans la prévention du cancer de la prostate ainsi que dans l'établissement d'une thérapie. Nous en reparlerons. Autre composant de ces sécrétions prostatiques, la spermine, responsable de la mobilité des spermatozoïdes.

Je crois qu'il est temps de faire un petit récapitulatif pour vous éviter de vous perdre dans les glandes, les mandarines et autres prostates.

Lors de l'éjaculation, les muscles de l'épididyme et des canaux déférents se contractent et acheminent les spermatozoïdes au travers du canal déférent en direction de la partie de l'urètre enveloppée par la prostate. Les vésicules séminales ajoutent leurs propres sécrétions et utilisent avec les canaux déférents un itinéraire commun jusqu'à l'urètre : les canaux éjaculateurs. Puis la prostate fournit ses sécrétions au moyen de contractions musculaires. Tout arrive dans l'urètre prostatique – la paille que nous avons glissée dans la mandarine. En même temps, le col du ballon se contracte légèrement pour que le liquide séminal se dirige vers l'extérieur et non vers la vessie, qui est plus proche. Pendant tout ce processus, l'élastique, c'est-à-dire notre sphincter externe, est relâché. Autrement, il bloquerait l'éjaculat. La suite du transport et l'expulsion de l'éjaculat sont assurées par les mouvements rythmiques de la musculature du plancher pelvien et des tissus érectiles. Nous n'avons pas d'informations précises sur la cadence à laquelle ce processus se déroule, mais il est peu probable qu'elle nous exposerait à des sanctions pour excès de vitesse. Dans le premier chapitre, nous avons vu comment donner un coup d'accélérateur à l'éjaculation en exerçant le plancher pelvien. Si minime que paraisse la tâche de la prostate, elle n'en est pas moins essentielle à la reproduction.

En dehors de la prostate, on mentionnera la présence d'une autre glande dans le bas-ventre de l'homme. Elle est située un peu en dessous de la prostate, également à proximité de l'urètre auquel elle peut transmettre des secrétions par l'intermédiaire d'un minuscule canal. Le principe nous est désormais familier. Il s'agit de la glande de Cowper, du nom d'un anatomiste anglais. Les sécrétions qu'elle émet tapissent l'urètre d'une couche de graisse en vue de l'éjaculation suivante et le nettoient. Nous connaissons tous le liquide préséminal produit par cette glande et qui, en état d'excitation sexuelle, apparaît à l'extrémité du pénis avant l'orgasme : outre la fonction que nous venons d'évoquer, il sert aussi de lubrifiant naturel. Cette sécrétion ne contient pas de spermatozoïdes, mais il arrive que quelques spécimens d'une éjaculation précédente se trouvent encore dans l'urètre et migrent dans cette « rosée du désir ». C'est une des raisons pour lesquelles le coït interrompu n'est pas une méthode contraceptive fiable. Alors mieux vaut sortir couvert avant qu'il commence à pleuvoir.

Certains, voulant à tout prix éviter le préservatif, préfèrent avoir recours à l'injaculation. Je m'explique : si, peu avant l'orgasme, on appuie sur le muscle qui entoure l'urètre dans la zone située entre le scrotum et l'anus, où l'urètre se trouve juste en dessous de la prostate, on comprime la prostate, si bien que le sperme choisit la voie de moindre résistance qui le conduit dans la vessie. En effet, le doigt qui presse produit une fermeture plus efficace que le col vésical. D'aucuns affirment même qu'en contractant certains muscles du plancher pelvien ils parviennent à bloquer le canal éjaculateur, ce qui a pour effet d'une part d'empêcher l'expulsion de la semence et de l'autre, grâce à cette économie d'énergie, d'accélérer et de renouveler le plaisir. L'entraînement musculaire nécessité par cette technique ne peut pas faire de mal d'un point de vue urologique, mais personnellement je ne me fierais pas à cette méthode contraceptive – à supposer qu'elle fonctionne.

Avant de parler des maladies de la prostate et puisque nous en sommes à évoquer le plaisir sexuel, on mentionnera que la prostate est considérée comme l'équivalent masculin du point G. Un léger massage et une stimulation de la glande prostatique au-dessus de l'anus peuvent susciter des sensations semblables à celles de l'orgasme, voire une éjaculation – c'est un peu comme l'orgasme clitoridien chez la femme. Dans l'élevage, par exemple, on stimule la prostate des taureaux et des rhinocéros par un massage rectal manuel, ou par des décharges électriques, pour leur faire produire du sperme. Hé, voilà un job encore moins glorieux que celui de l'urologue ! Jusqu'à présent, aucun de mes patients n'a connu d'orgasme lors d'une consultation, mais à vrai dire il y en a toujours à qui l'examen de la prostate ne semble pas désagréable. Voyons cela de plus près.

DRE

Ces trois lettres désignent la palpation digitale de la prostate (*Digital Rectal Examination*), l'examen le plus fréquemment associé à notre profession. L'un des avantages, c'est qu'on a toujours son instrument de travail sur soi. Le cardiologue se trimballe continuellement avec son stéthoscope, le neurologue, son marteau à réflexes, l'urologue, lui, n'a pas ce genre de problèmes. Son index est toujours là. Le DRE est donc l'examen de la prostate par toucher rectal. Ce que l'on cherche à déceler, c'est la présence éventuelle d'une tumeur maligne. Le toucher rectal fournit aussi une évaluation approximative de la taille de l'organe et permet, le cas échéant, de détecter des maladies qui ne relèvent pas de l'urologie, par exemple les hémorroïdes.

La prostate doit être légèrement élastique, comme l'éminence thénar sur la saillie musculaire arrondie située sous le pouce de la main. Une parenthèse : rien de tel que le thénar pour tester le degré de cuisson d'un steak. Si la viande a la consistance du thénar lorsqu'on appuie le pouce contre l'index, c'est qu'elle est bleue. Pouce contre majeur, saignante ; pouce et annulaire, à point. Quand on arrive à la combinaison pouce/auriculaire, c'est de la semelle de chaussure. Une prostate en bonne santé devrait donc avoir à peu près la texture ferme et élastique d'un steak à point.

Lors de ce type d'examen, le patient peut être allongé sur le côté ou debout, penché en avant et en appui sur la chaise ou le lit d'examen. Le médecin protège sa main à l'aide d'un gant – pas besoin du modèle vétérinaire utilisé pour la collecte de semence, qui monte jusqu'à l'épaule. Cela pourrait éveiller le scepticisme du patient

– ou provoquer la panique. Et les blagues qu'on échange le midi à la cantine avec les autres confrères sur les urologues qui renoncent au gant pour affiner leurs sensations ont toujours du succès. Le clou, c'est de chiper ensuite une frite dans l'assiette de son voisin. Les pros commencent par s'humecter le doigt avec de la sauce de viande. Bon, revenons-en à notre patient.

Il y a donc diverses manières de se positionner pour subir cet examen. Nombreux sont ceux qui n'ont encore jamais entendu parler du DRE. Il faut user d'un peu de persuasion et ils finissent généralement par s'incliner – en avant. D'autres, les vieux routiers du DRE et de l'urologie, avant même d'avoir dit bonjour, sont déjà allongés sur le lit d'examen, les fesses à l'air. Autre point : l'examen est plus ou moins douloureux selon les individus. Je dis toujours : ce n'est pas particulièrement agréable, mais il y a pire. Et c'est vrai pour le patient comme pour le médecin. Avant d'introduire le doigt, il faut l'enduire de lubrifiant et avertir l'intéressé que l'examen va commencer. Les contorsions auxquelles on est obligé de se livrer restent heureusement ignorées du patient – la dignité médicale en prendrait un coup ! Ces acrobaties sont nécessaires pour avoir accès à la plus grande partie possible de la prostate. Si l'on regarde le schéma du bas-ventre de l'homme (p. 185), et plus particulièrement le positionnement de la prostate par rapport au rectum, on voit qu'une palpation intégrale par ce biais relève de l'impossible. Il n'est pas davantage possible de déterminer la taille exacte de l'organe, élément qui intervient dans le choix de la thérapie. On parvient éventuellement à détecter des indurations provoquées par une tumeur si elles se trouvent dans la zone à laquelle on a accès. On peut également déceler des abcès et des inflammations, à ce moment-là le tissu prostatique a une consistance un peu pâteuse. Autre point à souligner : il ne faut pas que la prostate adhère au rectum, cela pourrait être le signe d'une inflammation ou d'une tumeur.

Pour pouvoir explorer la prostate de façon plus probante, il est souvent nécessaire d'introduire une sonde d'échographie dans le rectum. Ce procédé est un peu plus désagréable que le toucher rectal et se pratique non chez le généraliste mais dans un cabinet ou une clinique d'urologie. Cependant, avant d'effectuer un DRE ou une échographie, il faut faire un examen sanguin.

PSA

Nous le savons déjà, l'antigène prostatique a pour effet de liquéfier le sperme. D'autres glandes, comme les glandes salivaires, produisent également du PSA, mais en très petite quantité. Un examen sanguin permet de mesurer le dosage de PSA dans le corps : si le résultat ne dépasse pas quatre nanogrammes par millilitre de sang, il est considéré comme normal. Une palpation ou une échographie de la prostate effectuée avant d'avoir fait une prise de sang entraîne une diffusion de PSA dans le circuit sanguin et, par voie de conséquence, une augmentation de son taux.

À partir de quarante-cinq ans, on peut proposer aux hommes de faire effectuer un dosage annuel du PSA dans le cadre d'un examen de dépistage. S'il y a des antécédents familiaux de cancer de la prostate, il vaut mieux commencer dès quarante ans. Quel est donc le rapport entre le taux de PSA et le cancer de la prostate ?

La question est un peu complexe, nous la traiterons plus en détail quand nous parlerons du cancer. De manière générale, ce taux peut être plus élevé en cas d'affection, bénigne ou maligne. Certes, il est arrivé qu'un test de PSA sauve une vie, mais il y a aussi des opérations inutiles dommageables aux patients. À cet égard, ce n'est pas la même chose d'avoir en face de soi un patient de cinquante ou de quatre-vingts ans présentant un taux de PSA élevé. Je ne veux évidemment pas dire qu'à quatre-vingts ans la thérapie est inutile, mais elle risque d'avoir plus d'effets négatifs que positifs. Par ailleurs, attendre trop longtemps avant d'agir pourrait nuire au patient quinquagénaire. Un examen de dépistage régulier combinant un toucher rectal et une analyse du taux de PSA en prenant en compte l'âge du patient et son dossier médical ne constitue pas une mauvaise stratégie, et chacun peut la mettre en œuvre individuellement avec son urologue. Dans le meilleur des cas, celui-ci fait office de GPS, il indique la route à suivre, mais c'est vous qui êtes au volant. Voie directe, raccourci, route panoramique, vélo, voiture, train – les possibilités sont multiples. C'est également valable pour la thérapie, nous en parlerons. Pour le moment, expliquons ce qui se passe quand la prostate grossit sans qu'il y ait de tumeur maligne.

— Une prostate de la taille d'une orange —

Reprenons l'exemple de la mandarine avec sa paille. Quand on avance en âge, il est relativement normal que la prostate grossisse. Cela tient à l'influence continue de la testostérone, qui produit une augmentation de la division cellulaire. En la matière, la prostate ne se comporte pas comme un ballon qui gonflerait de façon uniforme, plutôt en diverses zones, où se forment de petits nœuds de croissance. Ces nœuds sont surtout présents au centre de la prostate, là où passe l'urètre. En augmentant de volume, l'organe appuie parfois sur l'urètre. Une prostate qui, en temps normal, est à peu près de la taille d'un marron (l'exemple de la mandarine était utile à cause de l'existence d'un canal au milieu du fruit) peut devenir aussi grosse qu'une orange ou un pamplemousse (entre les deux, elle passe forcément par le stade « mandarine »). On imagine aisément que cette prise de volume n'est pas sans provoquer d'éventuels problèmes.

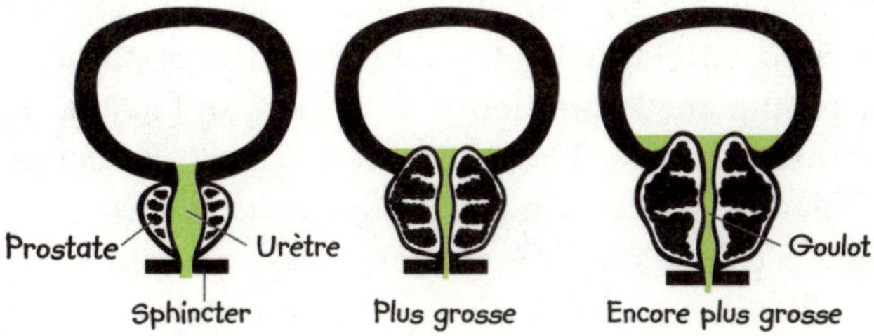

C'est le cas dès que l'urètre est soumis à un rétrécissement. Il arrive que des patients affligés d'une énorme prostate n'aient pas de troubles alors que d'autres, qui ont des petites glandes prostatiques, souffrent beaucoup. Les premiers ont de la chance, l'augmentation de volume se fait à l'extérieur, ce qui est moins gênant ; chez les autres, le rétrécissement de l'urètre est relativement rapide. Parmi les problèmes typiques que l'on observe dans le second cas, il y a ce qu'on appelle le retard au démarrage, à savoir un certain temps d'attente avant que l'urine commence à s'évacuer. Une fois que le processus est entamé, le jet possède une force moindre ; parfois il bégaie, s'interrompant en cours d'émission. Autant dire qu'il n'est plus vraiment possible d'écrire son nom dans la neige en urinant. Pour certains, du reste, un vrai jet serait matière à se réjouir, car dans les cas aigus il ne tombe plus que des gouttes. On observe également un phénomène désagréable de gouttes retardataires qui souillent le sous-vêtement. En pareille situation, il est utile de renforcer les muscles des corps caverneux : contracter, relâcher, contracter, relâcher…

Les habits ne sont pas seuls à souffrir, la vessie aussi, continuellement soumise à une pression supplémentaire. Certes, elle se dote alors d'une couche musculaire plus épaisse, que l'on peut admirer à l'échographie et qui permet de se faire une idée de la situation, mais elle perd en élasticité. Un peu comme ces culturistes qui pratiquent la gonflette. Ils n'ont pas l'air particulièrement souples. Du fait de cette pression accrue et de l'évolution de la musculature et de l'élasticité, la vessie n'œuvre plus de manière aussi sûre qu'auparavant. Il serait malvenu de lui en tenir rigueur, la plus grande partie de la population renâcle à travailler sous pression et fait preuve d'un léger manque de concentration. C'est ainsi que chez les personnes concernées il reste un peu d'urine dans la vessie, laquelle ne se vide donc pas complètement – c'est ce qu'on appelle l'urine résiduelle.

Le manque d'élasticité et l'urine résiduelle se manifestent par une envie permanente d'uriner alors même que la vessie n'est pas totalement pleine. Cela rend le quotidien difficile quand on a un emploi du temps chargé ou qu'on est en voyage. Mais c'est surtout la nuit que cette envie est la plus contraignante. Il n'est pas rare qu'il faille se lever à trois reprises, ce qui est éprouvant à la fois pour le patient et pour son conjoint. Dans ces conditions, mieux vaut éviter de boire deux litres de bière avant d'aller se coucher. Cela dit, les vidanges nocturnes répétées n'ont pas nécessairement une origine urologique. Nous avons évoqué plus haut l'eau qui s'accumule dans les tissus quand le cœur ne pompe plus comme il faut, provoquant un gonflement des testicules. Lorsque, la nuit, on passe en position horizontale, l'eau qui se trouve dans les jambes réintègre le système circulatoire, puis les reins, sur quoi hop ! on a besoin d'aller aux toilettes.

Outre l'envie d'uriner et les problèmes qui s'ensuivent, la miction peut être désagréable, voire s'accompagner de brûlures. En général, toutefois, ces problèmes ne surgissent pas du jour au lendemain, ils évoluent lentement. Entre la nécessité de se lever une fois par nuit en arrivant encore de justesse à viser la cuvette et les incontinences répétées qui laissent les toilettes dans un sale état, il peut s'écouler plusieurs années. Et nombreux sont les hommes – et leurs partenaires – qui s'accommodent de ces désagréments. Ce phénomène n'est pas dangereux, et avec une bouteille de Tropicana à côté du lit et dans la voiture pour les cas d'urgence, on vit tout à fait normalement. Quant aux gouttes retardataires, on peut les combattre en exerçant les muscles de son plancher pelvien – contracter, relâcher, contracter – et s'en prémunir en utilisant des serviettes hygiéniques spéciales.

Adolescent, j'étais toujours très gêné quand je devais en acheter pour ma mère au supermarché. J'ignorais alors qu'un jour j'en aurais peut-être moi-même besoin. Pour mon grand-père, en revanche, un homme qui faisait des économies d'une manière sympathique et ingénieuse, ces serviettes n'étaient pas embarrassantes, mais tout simplement trop chères. Il coupait chacune d'elles en huit et collait du ruban adhésif sur les bords, à l'endroit où la garniture débordait. Leur capacité d'absorption suffisait largement à ses besoins et les paquets duraient huit fois plus longtemps.

Les individus étant tous merveilleusement différents et la taille de la prostate ne constituant pas toujours un élément concluant, nous autres urologues avons besoin de critères de référence pour pouvoir comparer les patients et leurs difficultés lors de la miction. La question s'est déjà posée pour l'érection. À cet effet, nous avons créé un questionnaire spécial permettant d'évaluer les problèmes de manière chiffrée. Il est donc désormais possible de comparer les individus entre eux et aussi d'établir un historique des troubles du patient. Ce questionnaire s'appelle IPSS, International Prostate Symptom Score. « International » parce que si, lors de vos prochaines vacances en Angleterre, en France ou aux États-Unis, vous voulez comparer votre score à celui de vos nouveaux amis, cela sera réalisable. Donc, sortez vos cahiers, interrogation écrite.

Ce questionnaire me rappelle un peu les tests psychologiques du *20 ans* de ma sœur – bon, d'accord, un peu le mien aussi. On savait dès le début ce qu'il fallait dire pour faire partie des types cool, genre surfeur (sur le papier, en tout cas). Mais ici, il s'agit de votre santé, alors répondez honnêtement.

Au cours des 4 dernières semaines		Jamais	Environ 1 fois sur 5	Environ 1 fois sur 3	Environ 1 fois sur 2	Environ 2 fois sur 3	Presque toujours
1	Avec quelle fréquence avez-vous eu la sensation que votre vessie n'était pas complètement vidée après avoir uriné ?	0	1	2	3	4	5
2	Avec quelle fréquence avez-vous eu besoin d'uriner moins de 2 heures après avoir fini d'uriner ?	0	1	2	3	4	5
3	Avec quelle fréquence avez-vous eu une interruption du jet d'urine, c'est-à-dire démarrage de la miction, arrêt, puis redémarrage ?	0	1	2	3	4	5
4	Avec quelle fréquence avez-vous eu des difficultés à vous retenir d'uriner ?	0	1	2	3	4	5
5	Avec quelle fréquence avez-vous eu une diminution de la taille ou de la force du jet d'urine ?	0	1	2	3	4	5
6	Avec quelle fréquence avez-vous dû forcer ou pousser pour commencer à uriner ?	0	1	2	3	4	5
7	Combien de fois par nuit, en moyenne, vous êtes-vous levé pour uriner (entre le moment de votre coucher, le soir, et celui de votre lever définitif, le matin) ?	0	1	2	3	4	5
Total IPSS =							

Venons-en à présent aux résultats du test :

De 0 à 7 points :
Vos symptômes sont légers ou inexistants. Votre prostate est sans doute en bon état. Si vous avez plus de quarante-cinq ans, faites tout de même un test annuel de dépistage du cancer.

De 8 à 19 points :
Vos symptômes sont modérés. Vos troubles sont peut-être provoqués par une affection de la prostate. Parlez-en à votre médecin.

20 points – score maximal :
Vos symptômes sont sévères. Parlez-en absolument à votre médecin.

Pour un peu, j'aurais oublié la dernière question, qui n'est pas sans importance. La réponse qu'on lui apporte joue un rôle déterminant dans le choix de la thérapie. Voyons donc ce qu'il en est de votre qualité de vie indépendamment du nombre de points que vous avez atteint.

Dans le cas où un homme d'un certain âge souffrirait de différents symptômes provoqués par une hypertrophie de la prostate, mais n'aurait pas le sentiment que sa qualité de vie s'en trouve amoindrie, le médecin pourrait légitimement s'interroger sur le bien-fondé d'une opération ou d'un traitement médicamenteux. On pense évidemment aux effets secondaires éventuels des médicaments ou aux complications qui peuvent survenir après une opération.

Évaluation de la qualité de vie liée aux symptômes urinaires		
Si vous deviez vivre le restant de votre vie avec cette manière d'uriner, diriez-vous que vous en seriez	Très satisfait (0)	Satisfait (1)

Plus haut, nous avons dit que le resserrement de l'urètre du fait de l'hypertrophie de la prostate n'était pas dangereux, qu'il était simplement désagréable et pouvait engendrer un certain stress. Il est vrai aussi que, si le problème n'est pas traité, il peut s'aggraver. L'urine résiduelle risque, par exemple, de favoriser dans la vessie la formation de calculs qui atteignent au bout d'un moment une taille empêchant leur évacuation dans l'urètre, dont le diamètre est déjà passablement réduit. Il peut en résulter une rétention urinaire. Si des bactéries se fixent sur les calculs, c'est la porte ouverte à de graves inflammations de la vessie. Dans le cas où la vessie, très affaiblie, devient incapable d'excréter les urines, celles-ci s'accumulent jusque dans les reins. Or nous savons que cela entrave le fonctionnement de cet organe.

Par ailleurs, il peut arriver que la pression accrue générée par la vessie pour lutter contre le rétrécissement conduise à des déformations de la paroi vésicale. Imaginons un ballon avec une petite zone de fragilité. Sous l'effet de la pression, il se crée à cet endroit une bosse à la paroi amincie. L'urine peut s'accumuler dans ces poches et y pourrir. En comparaison, le contenu du bassin pour enfants dans une piscine passerait pour un produit désinfectant. À un moment donné, le rétrécissement de l'urètre peut être tel qu'il empêche l'urine de s'évacuer. L'accident maximal prévisible, en quelque sorte – ou la rétention urinaire, comme l'appellent

Plutôt satisfait (2)	Partagé (ni satisfait, ni ennuyé) (3)	Plutôt ennuyé (4)	Ennuyé (5)	Très ennuyé (6)

les urologues. Mais je l'ai dit plus haut, je ne connais pas de plus beau cas d'urgence dans notre profession.

La rétention provoque de violentes douleurs. Pour l'imaginer, il vous suffit de penser à la fois où vous aviez la vessie pleine sans aucune possibilité de vous soulager. Si le patient est mince, la vessie est visible dans le bas-ventre sous la forme d'une protubérance. Dans quelques cas évidents, il suffit d'un rapide coup d'œil au moyen d'une échographie pour établir le bon diagnostic. Le traitement consiste à introduire un cathéter (voir le chapitre sur la vessie) dans l'urètre. En général, cela se fait sans problème en dépit du resserrement induit par l'hypertrophie de la prostate. Il est rare alors de voir une mine aussi soulagée que celle du patient lorsque l'urine se fraie un chemin vers la liberté – c'est-à-dire, en l'occurrence, la poche placée à l'extrémité du cathéter. Un traitement simple, commode, qui produit un résultat immédiat – formidable ! Chez mes patients, le record est de quatre litres.

Le stade de la rétention urinaire marque le moment où il devient absolument nécessaire d'agir contre l'adénome de la prostate (par adénome, on désigne une tumeur bénigne). Quand on retire le cathéter, l'évacuation des urines redevient en général à peu près normale, mais la rétention peut réapparaître à tout moment. Parmi les facteurs de risque : comme si souvent, l'alcool et un apport accru de liquides. Une consommation excessive d'alcool signifie une quantité beaucoup plus importante de liquide qu'à l'ordinaire, sans compter que l'alcool agit directement sur la vessie, qui devient moins réceptive et n'est plus au fait de son taux de remplissage. Cela paraît assez logique… Autres facteurs favorisant la rétention : les opérations et l'anesthésie générale, l'alitement et certains médicaments.

Un jour, un patient à qui je venais de poser un cathéter m'a demandé ce que je ferais si je me trouvais dans un endroit désert sans aucun outillage à ma disposition. Bonne question. Les urologues sont peut-être farfelus, mais le cathéter ne fait généralement pas partie de la trousse de premiers secours. Cela dit, même quand on est à l'hôpital, il arrive que la pose d'un cathéter dans l'urètre ne soit pas possible. Dans ce cas, on passe par la paroi abdominale (voir le chapitre sur la vessie). Comme, lors d'une rétention urinaire, la vessie est souvent palpable au travers de la paroi abdominale, la ponction à l'aide d'une canule ne pose pas de grandes difficultés techniques. Par conséquent, face à un cas d'urgence dans la jungle, j'essaierais de régler le problème à l'aide d'un stylo-bille et d'un roseau. Bien le bonjour de MacGyver !

Mission : débouchage des canalisations !

Graines de courge, seigle, prune africaine, palmiers nains et une pincée d'herbes africaines. Il ne s'agit pas ici d'une nouvelle préparation instantanée du boulanger bio d'à côté, mais des divers produits de phytothérapie (à base de plantes) qui grouillent sur le marché pour lutter contre les affections de la prostate. Un pain pour la prostate, voilà une idée à retenir. Commençons par la bonne nouvelle : tous ces produits sont sans danger. Quant à savoir s'ils sont vraiment utiles, c'est une autre question. On les prescrit quand le patient refuse les remèdes chimiques. Il ne faut surtout pas sous-estimer les médicaments à base de plantes ; par ailleurs, une alimentation équilibrée, pauvre en viande et en graisses, est toujours bénéfique. Et si on s'était montré plus attentif et qu'en outre on ait fait suffisamment de sport, on vivrait probablement beaucoup mieux maintenant et on n'aurait pas besoin d'entraîner les muscles de son plancher pelvien ! Contracter, relâcher, contracter, relâcher… Cela étant, ceux qui se nourrissent toute leur vie de façon exemplaire ne sont pas non plus épargnés par la maladie.

Mais revenons-en aux remèdes naturels. Nombre de comprimés chimiques ont leur origine dans la nature. Un des composants de l'aspirine, par exemple, l'acide salicylique, était autrefois extrait du castoréum, une sécrétion produite par la glande anale de l'animal du même nom. La question était de savoir combien de castors on devait se mettre le matin sur le crâne quand on avait mal à la tête – à supposer qu'on en eût envie. J'ai connu des patients qui voulaient soigner une tumeur maligne à grand renfort de thé et de constellations familiales – sans succès. J'ai aussi vu des patients cancéreux passer la dernière partie de leur vie sous chimiothérapie sans que les effets souhaités se fassent sentir. Mais c'est un autre sujet, qui donnerait matière à plusieurs livres. Comme je l'ai dit, quoique la phytothérapie puisse réduire les troubles liés à une hypertrophie bénigne de la prostate, on ne la prescrit qu'en cas de troubles légers et de refus des médicaments chimiques.

Parmi ceux-ci, on citera en premier lieu les récepteurs alpha-adrénergiques. Les récepteurs alpha sont présents dans les muscles lisses, qu'on ne peut pas mobiliser consciemment, à l'inverse du biceps, par exemple. Ces muscles se retrouvent dans l'intestin, dans les vaisseaux sanguins ou dans la prostate, justement. Les alphabloquants détendent la musculature de la prostate, ce qui facilite l'évacuation des urines, mais entraîne parfois des baisses de tension en raison du relâchement des muscles des vaisseaux sanguins. À l'inverse de l'effet produit par les anti-hypertenseurs, la chute de tension peut être soudaine, ce qui n'est pas souhaitable. Ce médicament n'agit malheureusement pas sur la taille de la prostate. En revanche, il a dans quelques rares cas une incidence défavorable sur l'éjaculation – un effet secondaire de plus. Dans ce contexte, l'expulsion du sperme se produit parfois dans la vessie. La raison en est le relâchement des muscles du col vésical, qui normalement se contractent pour permettre à la semence de passer son chemin. Cela ne pose aucun problème, mais il faut en informer le patient afin d'éviter les surprises. Au plan des sensations, l'orgasme avec éjaculation rétrograde est quasiment identique à l'orgasme « normal », ainsi que me l'ont assuré des patients satisfaits. Cela dit, les alphabloquants ne constituent pas un moyen contraceptif dans la mesure où l'orgasme « sec » n'est pas toujours garanti. La probabilité de succomber à la roulette russe est bien plus élevée.

Il existe un autre médicament qui réduit la taille de la prostate. Il porte le joli nom d'inhibiteur de la 5-alpha-réductase et intervient dans la production de testostérone, laquelle fait grossir la prostate. Ce produit empêche la testostérone de se transformer en dihydrotestostérone, la forme active de la testostérone.

Résultat : une prostate qui rétrécit et une baisse de moitié du taux de PSA. Le resserrement de l'urètre est moindre et les troubles de la miction diminuent. Cependant, pour que les effets se fassent sentir, il faut attendre au moins six mois. Qui plus est, les patients qui prennent ce médicament se plaignent pour une part d'effets secondaires tels que l'impuissance ou une baisse de la libido. On compte aussi quelques rares cas de dépression. Cette substance est d'ailleurs utilisée pour combattre la chute des cheveux car, très souvent, celle-ci résulte d'une sensibilité accrue de la racine des cheveux à la dihydrotestostérone. Dans le cas qui nous intéresse, ce pourrait être un effet secondaire plutôt plaisant.

La baisse de moitié du taux de PSA est d'une grande importance dans la prévention du cancer de la prostate. Mais en tant que patient vous n'avez pas besoin de vous mettre martel en tête à ce sujet, c'est à l'urologue d'y penser. Parfois, il peut être utile de commencer le traitement en prenant les deux médicaments, afin de surmonter les six mois nécessaires au rétrécissement de la prostate ou si le médicament qui détend les muscles n'agit plus parce que la prostate a continué de grossir.

Même si les médicaments se révèlent efficaces survient malheureusement un moment où cela cesse d'être le cas et où les troubles s'aggravent. On peut aussi voir réapparaître un phénomène de rétention urinaire. Dès lors, le moment est venu d'envisager une opération afin de remédier, définitivement cette fois, au resserrement de l'urètre.

Ne vous inquiétez pas, la suite se passe sous anesthésie générale ou sous péridurale. On introduit un endoscope dans l'urètre pour accéder au goulot d'étranglement, que l'on coupe au moyen d'un résecteur électrique ou d'un laser afin d'élargir le diamètre du canal.

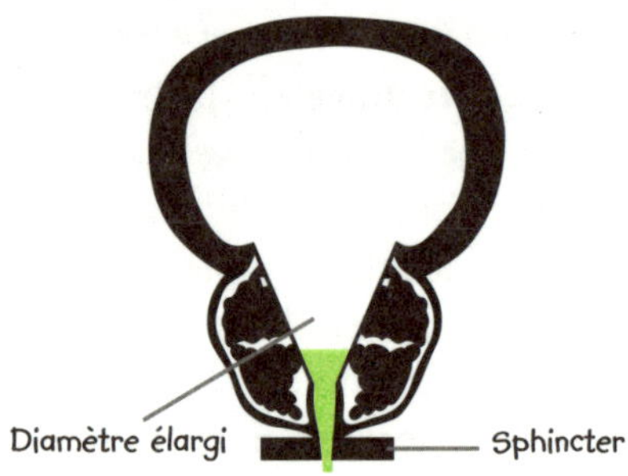

Ce faisant, on détruit l'urètre à la hauteur de la prostate, ce qui est le but recherché. L'important, c'est que le sphincter qui entoure l'urètre, sous la prostate, ne soit pas lésé – l'une des craintes des patients. En temps normal, cela n'arrive pas, mais il faut tout de même mentionner cette complication possible. Statistiquement toutefois, la probabilité que l'opération soit à l'origine d'une incontinence est très faible.

Après l'intervention, le patient reste généralement quelques jours à l'hôpital avec un cathéter dans la vessie pour éviter que les urines ne passent continuellement sur la plaie. Qui plus est, la vessie a besoin d'un peu de temps pour s'habituer aux changements. Au début, elle a tendance à exercer la même pression qu'avant l'opération, occasionnant un besoin impérieux d'aller aux toilettes – et une difficulté à se retenir. Dans ce cas, on aura de nouveau recours aux serviettes hygiéniques jusqu'à ce que la vessie se soit adaptée à la nouvelle situation. Après un délai d'attente de six semaines environ, pendant lequel il faut éviter de porter de lourdes charges et de prendre des bains chauds – qui stimulent la circulation sanguine et accroissent donc le risque d'hémorragie secondaire –, l'opération peut être considérée comme un succès, et un grand nombre de patients font état d'une amélioration sensible de leur qualité de vie. Dans certains cas rares, il peut s'avérer nécessaire de réitérer ultérieurement ce type d'opération ou de régler son compte à la prostate par une intervention chirurgicale (mot-clé : orange).

Mais quittons l'hôpital et intéressons-nous aux histoires du quotidien. Enfin si l'on veut. Nous allons faire une petite escapade du côté du rectum, voisin immédiat de la prostate, par l'intermédiaire duquel on peut stimuler le présumé point G des hommes.

Peut-être avez-vous déjà vu les coffres de jouets qui servent à distraire les enfants aux urgences. Des petites voitures aux cubes en passant par les ballons en plastique et les figurines de Kinder Surprise, on y trouve tout ce dont les employés de l'hôpital n'ont pas réussi à se débarrasser aux ventes de charité de Noël. À la clinique, nous avions un coffre du même genre, mais nous le gardions sous clé. Il renfermait aussi des jouets, mais dont personne ne voulait plus se servir, bien qu'ils aient été soigneusement nettoyés et désinfectés. Ils partageaient tous le même sort : on les avait extraits du rectum des patients. Des petites voitures, des cubes, du plastique sous toutes les formes. Il comportait aussi des objets insolites, dont le clou était un cierge de communion. Cela avait sa logique dans la mesure où je travaillais dans un hôpital catholique. Maintenant, quand on a une bougie de communion dans les fesses, il est relativement difficile de trouver un prétexte plausible. Mais, quand il s'agit d'un couvercle de déodorant, on peut toujours essayer de s'en sortir… Le propriétaire du couvercle en question était plutôt taciturne et avait laissé à sa femme le soin d'expliquer l'incident. Se mettre à la place du couple est relativement simple : vous connaissez ça sans doute, on fait comme chaque jour la toilette intime de son mari avec un gant posé sur le rebord de la baignoire. Cette opération est devenue une routine, on prend le gant machinalement. Or la femme de ménage a oublié un couvercle de déodorant sur ledit gant. Outre le fait qu'elle utilise probablement votre déodorant de luxe, l'employée de maison se rend responsable d'une affaire encore plus fâcheuse. Vous approchez donc le couvercle, que vous ne voyez pas, du postérieur de votre mari. C'est sûr, là, il faut frotter avec une certaine force, par exemple pour ôter ces méchants petits bouts de papier hygiénique qui adhèrent aux poils – et hop, voilà le couvercle dans le fessier de l'époux. Le cher et tendre émet un bref gargouillis signalant qu'il y a un léger problème avec le gant. Or ce qui a atterri comme par magie dans l'arrière-train du monsieur n'en ressort pas tout seul, aussi se rend-on à l'hôpital où le couvercle sera vite ôté. L'homme y a passé la nuit en observation sans vouloir démordre de son histoire de gant.

Qui sait, en fin de compte elle était peut-être vraie et le couple n'était pas à la recherche du point G masculin. Quant à savoir où celui-ci se trouve exactement, je serais bien en peine de vous répondre. En tout cas, je vous déconseille d'introduire en direction de la prostate des objets qui ne lui sont pas explicitement destinés, alors que vous pouvez avoir un massage gratuit et compétent chez un urologue (mes collègues vont me tuer). Ce massage de la prostate sert à diagnostiquer d'éventuels problèmes bactériens – notre prochain sujet.

Inflammation de la prostate

Il va de soi que la prostate, comme tout autre organe, est susceptible de s'enflammer. Dans la majeure partie des cas, cette inflammation est la conséquence d'une infection des voies urinaires. Une inflammation aiguë (prostatite) se manifeste par de la fièvre, des douleurs au moment d'uriner – et en allant à la selle : n'oublions pas les liens étroits qui existent entre la prostate et le rectum. Dans ce contexte, effectuer un massage de la prostate est contre-indiqué. D'une part, le massage de tissus enflammés est très douloureux ; d'autre part, ce serait risquer de disséminer les bactéries dans le circuit sanguin et d'aggraver le problème, voire de provoquer un empoisonnement du sang. Le patient devra juste accepter une palpation destinée à vérifier qu'il n'y a pas d'abcès.

La prostatite se soigne à l'aide d'un antibiotique. On a au préalable mis en culture un échantillon d'urine afin d'identifier les bactéries responsables de l'infection et l'antibiotique susceptible de les combattre. En attendant les résultats de l'analyse, on prescrit un antibiotique, que l'on changera s'il se révèle inefficace.

L'inflammation peut devenir chronique. Contrairement à ce qui se passe dans une affection aiguë, il n'y a pas de fièvre et les troubles demeurent souvent latents. Outre des douleurs associées à la miction ou à l'orgasme, on note éventuellement des pincements dans toute la région du périnée. Les bactéries se trouvent généralement tout au fond de la prostate et il est difficile de détecter leur présence dans les urines. C'est là que le massage de la prostate entre en jeu.

Les médecins, en effet, aiment savoir à qui ils ont affaire. Il nous faut déterminer quelles sont les bactéries responsables de la prostatite pour pouvoir exclure l'hypothèse d'une inflammation de la vessie, car les symptômes de ces deux maladies sont très proches. Nous avons donc besoin de deux verres ou de deux gobelets en plastique. Le patient commence par livrer un échantillon d'urine dans le premier verre. Puis on effectue un massage de la prostate pour activer les sécrétions et titiller les bactéries de manière à ce qu'elles quittent la prostate et migrent dans l'urètre. Le patient remplit alors le second verre avec, cette fois, un mélange de sécrétions prostatiques et d'urine. On peut dès lors déterminer dans quels échantillons se trouvent les bactéries. Si leur présence n'est attestée que dans le second récipient, il s'agit très vraisemblablement d'une prostatite et l'on prescrit alors au patient un antibiotique spécifique, adapté aux germes responsables de l'affection. En général, il faut suivre le traitement pendant un certain temps afin de venir à bout de toutes les bactéries.

Si un patient souffre de troubles similaires à ceux de la prostatite chronique sans que l'on puisse déceler d'inflammation, on a affaire à un syndrome de douleurs pelviennes chroniques (CPPS). Le terme « pelvien » désigne ici le bassin, c'est-à-dire l'endroit où les douleurs peuvent apparaître. Cette affection est relativement difficile à soigner, car on n'en connaît pas les causes. Là aussi, on commence par un antibiotique. Le fait qu'on ne parvienne pas à trouver de bactéries ne signifie pas que celles-ci soient absentes. Parfois, elles se cachent très bien. Si l'antibiotique est administré à un stade précoce de la maladie, il se révèle souvent efficace. Un massage de la prostate peut également être utile en facilitant la circulation du sang et en améliorant l'action locale du médicament. Il peut aussi dégager des petits canaux glandulaires bouchés. Des éjaculations répétées ont d'ailleurs le même résultat. Enfin de bonnes nouvelles !

La multiplicité des autres traitements possibles, thérapie par micro-ondes, exercice des muscles du plancher pelvien ou utilisation de Botox pour calmer la prostate (nous avons déjà parlé du Botox à propos de la vessie), montre la complexité de cette maladie et la difficulté qu'on a à la cerner. On note aussi une éventuelle composante psychique, dont on ne sait le plus souvent si elle est un élément déclencheur ou une conséquence des troubles engendrés par l'affection. Nombreux sont les patients souffrant de problèmes de prostate qui craignent d'être atteints du cancer.

Avec l'âge, beaucoup de cellules perdent leur capacité de renouvellement, elles peuvent alors dégénérer. Il y a des formes de cancer de la prostate qui se développent très lentement, au fil des années, sans métastaser ni mettre le patient en danger. Un genre de gentille tumeur maligne. Mais il y en a aussi de nature très agressive. La difficulté est alors de les détecter à temps et de les enlever sans traiter au passage des tumeurs moins significatives qui en soi n'appelleraient pas forcément d'intervention susceptible de compromettre la qualité de vie du patient. On serait alors dans le surtraitement.

Le cancer de la prostate étant le cancer masculin le plus fréquent, l'urologue risque fort de devoir y faire face. En dépit du nombre très élevé de malades, le carcinome prostatique ne figure qu'en troisième position sur la liste des cancers mortels chez les hommes, après le cancer du poumon et le cancer colorectal. Cela tient essentiellement aux nombreuses formes de tumeurs moins agressives. Quel que soit le type de cancer, la dimension psychologique joue un grand rôle quand on reçoit ce diagnostic. À lui seul le mot « cancer » est pour beaucoup une source, bien légitime, de stress.

En général, on se pose trois grandes questions :

1. Comment évite-t-on d'avoir un cancer ?
2. Comment s'aperçoit-on qu'on a un cancer ?
3. Que peut-on faire quand on a un cancer ?

Répondons à ces questions à propos de la prostate.

Quels sont les facteurs de risque ? Il vaut mieux ne pas avoir de proches qui aient déjà eu un cancer de la prostate. Si c'est le cas, il faut prendre le dépistage très au sérieux, car la probabilité que vous développiez ce type de maladie est plus élevée. Si vous êtes asiatique et que vous vivez dans votre pays, c'est une bonne chose, les Asiatiques courent moins de risque d'avoir un cancer de la prostate. Mais des études ont montré que les hommes d'origine asiatique qui vivaient aux États-Unis étaient tout aussi exposés que les Américains blancs[11]. L'environnement joue donc manifestement un rôle dans cette affaire. L'alimentation semble aussi être un élément significatif. C'est ainsi qu'on attribue par exemple au lycopène contenu dans les tomates un effet protecteur. De fait, la fréquence des tumeurs de la prostate et leur taux de mortalité sont nettement moins élevés dans les pays du Sud comme l'Italie et la Grèce. Pas besoin d'aller jusqu'au Japon. Là-bas, toutefois, on mange de l'excellent poisson, lequel semble lui aussi avoir des vertus protectrices, à l'inverse de la viande et des graisses. Autre facteur bénéfique, la vitamine D fabriquée par le corps sous l'effet des rayons ultraviolets. Le mode de vie des Grecs, qui mangent beaucoup de tomates, se nourrissent surtout de poisson et travaillent au soleil, ne peut donc assurément pas nuire. Il semblerait même qu'à l'égard du cancer de la prostate le petit verre de raki du soir ne soit pas contre-indiqué. Mais plutôt que de l'alcool, il vaudrait sans doute mieux boire du jus de grenade, auquel on attribue une influence bénéfique.

La question de la cigarette est un peu plus compliquée. Si la consommation de tabac n'est pas répertoriée comme une des causes du cancer de la prostate, en cas d'atteinte elle peut aggraver le pronostic. Une alimentation réfléchie et une pratique sportive modérée peuvent réduire le risque de cancer de la prostate, et il n'existe pas de substances susceptibles de le déclencher, comme le tabac dans le cancer des poumons ou de la vessie. Ou alors, on ne les a pas encore découvertes.

Pour un peu, j'en oublierais le facteur de risque le plus important : l'âge, évidemment. Comme nous l'avons dit, la capacité de régénération des cellules diminue au fil du temps. La moyenne d'âge des patients touchés par ce cancer est de soixante-dix ans. Des recherches menées à partir d'autopsies font état de cancers de la prostate chez la moitié des hommes entre soixante-dix et quatre-vingts ans, sans que ce soit la cause de la mort[12]. L'âge joue donc un rôle important dans l'apparition d'une tumeur de la prostate ainsi que dans son traitement.

Passons à la question suivante : comment remarque-t-on l'existence d'une tumeur ? Dans la plupart des cas, malheureusement – et c'est fréquent dans les maladies cancéreuses –, assez tard, à l'occasion de symptômes peu spécifiques comme l'épuisement et la perte de poids. Ou lorsque la tumeur est devenue si volumineuse qu'elle provoque des problèmes quand on urine ou qu'on va à la selle. Dans ce dernier cas, il s'agit la plupart du temps d'une variante agressive.

Rappelons brièvement la conformation de la prostate : la mandarine, traversée en son centre par l'urètre. À l'inverse de l'hypertrophie bénigne, qui se développe à l'intérieur de l'organe et induit rapidement des troubles en provoquant le rétrécissement de l'urètre, la tumeur maligne se manifeste généralement sur les zones périphériques, autrement dit sur l'écorce. Elle peut donc se développer tranquillement et les problèmes ne surviennent que beaucoup plus tard. Une tumeur de la prostate qui révèle sa présence par des troubles est en général à un stade avancé, aussi faut-il pouvoir la détecter plus tôt. À cet égard le taux de PSA est un élément utile. Nous avons dit plus haut que les valeurs étaient considérées comme normales si elles ne dépassaient pas quatre nanogrammes par millilitre. Il revient à chacun de décider s'il souhaite se soumettre à un test de dépistage du cancer de la prostate avec un examen du taux de PSA. À la fois parce qu'il en est généralement de sa poche pour l'examen sanguin et que celui-ci peut révéler la présence de tumeurs qu'il n'est peut-être pas nécessaire de traiter. C'est le principal argument des adversaires du PSA. D'ailleurs, le taux de PSA peut être plus élevé même en l'absence de tumeur. Cela étant, un taux de dix ou plus trahit presque à coup sûr l'existence d'une forme agressive de cancer. On procède également à une palpation de l'organe. Comme les tumeurs se situent plutôt à la périphérie, elles révèlent leur présence à l'examen par des indurations des tissus prostatiques. On peut ainsi énoncer un diagnostic présumé de tumeur, mais pour le confirmer il faut procéder de la manière suivante : on effectue sous anesthésie locale et par échographie guidée un prélèvement d'échantillons de la prostate, en général au nombre de douze répartis sur toute la surface de l'organe, afin d'obtenir le résultat le plus fiable possible. On envoie les échantillons au pathologiste, qui détermine s'il y a bien une tumeur, évalue l'ampleur de sa présence et son agressivité. Le degré d'agressivité se mesure au moyen du score de Gleason : un 6 indique une agressivité faible, un 10 une agressivité très élevée.

Ce qui nous amène à la troisième question : comment se débarrasse-t-on d'une tumeur ? Cela dépend essentiellement du stade et de l'agressivité de la maladie. À l'heure actuelle, il existe quatre procédures établies pour traiter un cancer de la prostate. La première option, dans le cas d'une tumeur peu agressive (score 6), est l'observation active. Il peut, en effet, s'agir d'une tumeur maligne à croissance très lente. Dans ce cadre, on contrôle le dosage du PSA et on procède régulièrement à des prélèvements pour suivre l'évolution de la tumeur. Et si finalement une opération est nécessaire, on aura au moins retardé de quelques années une intervention dont les effets secondaires peuvent amoindrir la qualité de vie d'un jeune patient. Il est possible aussi que l'opération ne soit jamais indispensable et que l'on puisse éviter tout surtraitement. Cependant, il ne faut jamais sous-estimer le stress psychologique d'un patient contraint de vivre avec une tumeur de la prostate, même si celle-ci est peu agressive. Il est également important de veiller à ce qu'il puisse avoir facilement accès à un cabinet d'urologie, afin de se soumettre régulièrement aux contrôles.

Si la tumeur est plus agressive, le concept de surveillance active n'est plus opératoire. Il est possible de pratiquer une radiothérapie interne ou externe de la prostate. La procédure interne s'effectue par l'intermédiaire de petits éléments radioactifs implantés durablement dans l'organe. Reprenons notre image de la mandarine : ces éléments seraient des pépins radioactifs introduits après coup dans le fruit. En l'occurrence, il s'agit de petites aiguilles, ce qui n'est pas très traumatisant et ne nécessite qu'un bref séjour à l'hôpital. La technique est la même quand les aiguilles ne sont installées que temporairement dans la prostate. On peut aussi traiter la tumeur par radiothérapie externe. Cependant, le traitement le plus fréquent reste l'ablation complète de l'organe, que ce soit dans le cadre d'une chirurgie « ouverte » classique ou par endoscopie, technique dite du « trou de serrure ». Comme on l'a vu plus haut, on peut alors avoir recours au robot chirurgical Da Vinci.

Ces techniques s'améliorent en permanence, ce qui n'exclut pas les complications. Indépendamment des risques liés à l'opération, on craint souvent l'apparition d'une incontinence ou d'une réduction de la capacité d'érection. Comme les fibres nerveuses qui jouent un rôle dans l'érection passent juste à côté de la prostate, il n'est pas toujours possible de les épargner. Et si l'on se rappelle la situation de grande proximité entre le sphincter et la prostate, on comprend mieux le risque de blessure. Sans compter que, dans les cas graves, la tumeur déborde parfois dans les structures voisines, qui doivent dès lors être également enlevées. La situation est encore différente quand la tumeur a métastasé. Le cancer de la prostate touche souvent les os. Dans ce cas, il faut trouver un moyen de combattre la tumeur dans tout le corps.

Nous avons appris que la testostérone favorisait la croissance d'une tumeur de la prostate quand celle-ci était déjà présente. On se sert de ce phénomène dans la thérapie. Les hormones agissent presque toujours selon le principe « clé-serrure ». L'hormone (la clé) circule dans le sang et peut ouvrir une porte dans les cellules de certains organes afin de produire ses effets. On utilise donc des médicaments qui empêchent la formation de testostérone, autrement dit de la clé. D'autres médicaments bloquent les serrures de sorte que les clés restent sans usage. L'introduction de ces médicaments a rendu beaucoup plus rare une thérapie autrefois courante : le sevrage hormonal par la castration. Dans le cas d'une prise de médicaments, dont le champ sémantique semble éloigné de cette pratique, on parle pourtant de castration chimique.

Malheureusement, le sevrage de testostérone comporte des effets secondaires : baisse de la libido et de la capacité d'érection, bouffées de chaleur et suées, ostéoporose, gynécomastie (le développement des glandes mammaires) – un peu comme un retour d'âge permanent. Il arrive également qu'au bout d'un certain temps les médicaments ne soient plus très efficaces et que la maladie continue d'évoluer. Dans ce cas, il n'y a plus qu'un seul recours : la chimiothérapie. En ce qui concerne le traitement des tumeurs avancées ou qui ont métastasé, de nouveaux médicaments prometteurs arrivent constamment sur le marché. Pour une part cependant, il s'agit de produits extrêmement chers qui permettent de prolonger la vie de quelques mois, mais au prix de nombreux effets secondaires. Avant d'opter pour ces mesures palliatives, il faut sérieusement s'interroger sur ces effets secondaires et sur l'opportunité de passer un temps désormais précieux à consulter les médecins et à séjourner à l'hôpital.

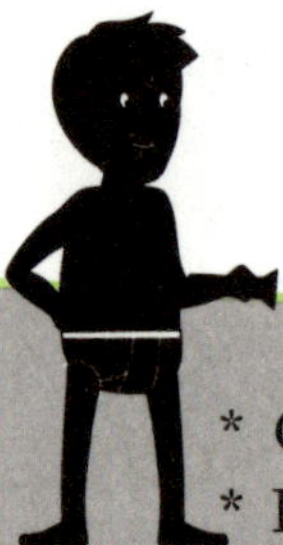

PENSE-BÊTE

* On peut palper la prostate au travers du rectum.
* La prostate fabrique des sécrétions qui contiennent des « provisions de route » pour les spermatozoïdes et forment trente pour cent de l'éjaculat.
* Il y a des hypertrophies bénignes et malignes de la prostate.
* Les difficultés à uriner sont souvent dues aux premières.
* C'est dans la prostate que se trouverait l'équivalent masculin du point G.
* L'éjaculation peut être redirigée vers la vessie par des médicaments ou une opération.

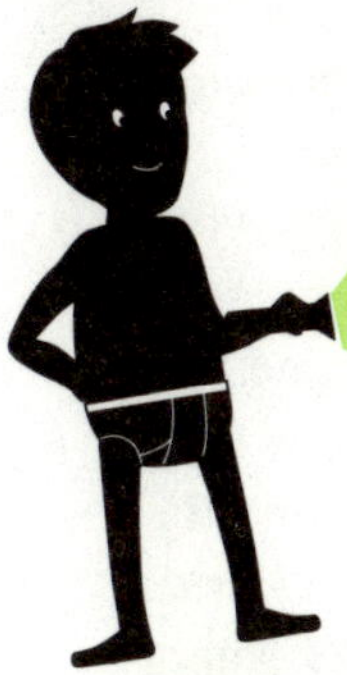

CONCLUSION

Que fait-on à la fin ? Que ce soit après une conférence, une excursion, une soirée passée à boire de la bière entre amis ou à la fin d'un livre ? C'est ça – on se commande un taxi. Un luxe que je m'offre de temps à autre. Outre le confort d'un service porte à porte, un trajet en taxi est souvent une expérience intéressante. Le mélange d'anonymat et de proximité spatiale peut être à l'origine d'échanges inattendus. L'anonymat désinhibe et lorsque j'explique ce que je fais dans la vie, cela donne souvent lieu à des discussions stimulantes qui débouchent parfois sur une consultation. Cela se produit également quand je ne suis pas le seul client du taxi.

C'est ainsi qu'un chauffeur s'est plaint un jour de la présence de sang dans ses urines. Il a visiblement suivi le conseil que je lui donnais de consulter au plus vite un urologue car, quelques semaines plus tard, j'ai reçu à l'hôpital une lettre sans nom d'expéditeur. J'avais mentionné l'endroit où je travaillais et le chauffeur avait noté mon nom. Lors de sa visite chez le médecin, on lui avait diagnostiqué une tumeur de la vessie. Il s'agissait heureusement d'un spécimen superficiel qui pouvait être enlevé sans difficulté. J'imagine qu'il n'était pas venu chez nous parce que la course avait eu lieu dans une autre ville. Peut-être voulait-il aussi préserver son anonymat. Quoi qu'il en soit, j'ai été très heureux de pouvoir l'aider à si peu de frais. Et c'est ce que j'attends de ce livre.

J'espère que sa lecture vous a été agréable et vous a permis d'apprendre ou d'approfondir deux ou trois choses sur notre corps. Cet ouvrage, tout comme une conversation en taxi, ne remplace pas une visite chez l'urologue, mais il a vocation à exercer un effet encourageant et à battre en brèche la gêne que l'on peut ressentir à cette idée. Car, nous l'avons vu, ce n'est pas seulement le monsieur d'un certain âge qui est concerné : son petit-fils peut être affligé d'un phimosis, sa femme avoir des calculs rénaux ou son gendre un taux de PSA trop élevé.

Eh oui, maman, d'accord, maintenant je me mets à ma thèse.

REMERCIEMENTS

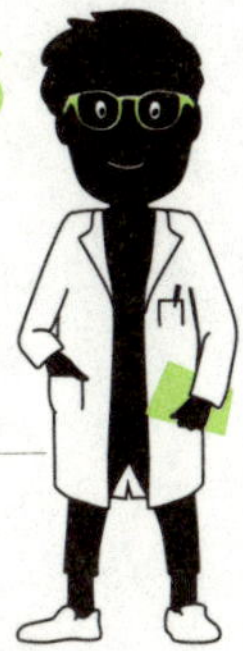

Je remercie mon amie Lia, qui m'a supporté dans les moments où les choses ne se passaient pas comme je le souhaitais.

Ma mère, ma tante, mon frère et ma sœur, Peter et Steffie, ainsi que Stefan.

Je remercie Paul, qui n'a pas eu besoin d'opération pour son phimosis.

Papy et mamie : merci !

Merci à mes amis Kilian, Julian et Max pour les tournées de bière après le boulot. Mes remerciements vont aussi à Lena, Dana, Nisaar et tous les amis de Cologne, ainsi qu'à la bande « Spargelsaison ».

Merci à mes anciens condisciples Philipp, Volker, Neele, Hendrik, Andi, Sophia, Felix et Anna.

Linus et Felix pour le brainstorming – merci Intro !

Merci à Elvira.

J'adresse tous mes remerciements à mes collègues de l'hôpital Sainte-Marie à Bergisch Gladbach – médecin chef, chefs de service, infirmiers et infirmières ainsi que les nombreux collègues médecins, qui se sont distingués par leur gentillesse, leur compétence et leur humour. Une mention spéciale pour M. Gliedt, qui m'a un jour épaulé au téléphone lors d'une urgence urologique et dont le patronyme me rend un peu envieux[1].

Je voudrais également remercier les collègues du service d'urologie de la clinique universitaire de Bonn, où tout a commencé à l'occasion de stages. Avec une pensée particulière pour Jörg Ellinger.

Merci à Nyx et à son équipe.

Merci aux Jardins suspendus, au club de danse Ost, à Pierre-feuille-ciseaux, King Kong Kicks, aux bonbons Nimm2 et aux exhausteurs de goût.

Je remercie particulièrement ma lectrice Anja, ainsi que Stephan et Simone et tous ceux de chez Piper.

Et pour finir, merci à Martina pour les formidables illustrations sans lesquelles ce livre n'aurait pas été aussi beau.

1. En allemand, *Glied* signifie « membre » et aussi « membre viril ». *(N.d.T.)*

NOTES BIBLIOGRAPHIQUES

1. Ruppen-Greeff, N. K., Weber, D. M., Gobet, R., et Landolt, M. A., « What is a Good Looking Penis? How Women Rate the Penile Appearance of Men with Surgically Corrected Hypospadias », *The Journal of Sexual Medicine*, 12, 2015, p. 1737-1745. doi : 10.1111/jsm.12942.
2. Veale, D., Miles, S., Bramley, S., Muir, G., et Hodsoll, J., « Am I normal? A systematic review and construction of nomograms for flaccid and erect penis length and circumference in up to 15 521 men », *BJU International*, 115, 2015, p. 978-986. doi : 10.1111/bju.13010.
3. Connolly, C., Simbayi, L. C., Shanmugam, R., et Nqeketo, A., « Male circumcision and its relationship to HIV infection in South Africa: results of a national survey in 2002 », *SAMJ : South African Medical Journal*, 98 (10), 2008, p. 789-794.
4. Rider, J., Wilson, K ., Kelly, R., Ebot, E., Giovannucci, E., et Mucci, L., « Ejaculation Frequency and Risk of Prostate Cancer: Updated Results from the Health Professionals Follow-up Study », *Journal of Urology*, 193 (4), avril 2015, p. E148-E148), 360 Park Avenue South, New York, NY 10010-1710 USA, Elsevier Science Inc.
5. Poethko-Müller, C., Buttmann-Schweiger, N., et KiGGS Study Group, « Impfstatus und Determinanten der Impfung gegen humane Papillomviren (HPV) bei Mädchen in Deutschland », *Bundesgesundheitsblatt-Gesundheitsforschung-Gesundheitsschutz*, 57 (7), 2014, p. 869-877.

6. Braun, M., Wassmer, G., Klotz, T., Reifenrath, B., Mathers, M., et Engelmann, U., « Epidemiology of erectile dysfunction: results of the "Cologne Male Survey" », *International Journal of Impotence Research*, 12 (6), 2000, p. 305-311.
7. Naber, K. G., Cho, Y. H., Matsumoto, T., et Schaeffer, A. J., « Immunoactive prophylaxis of recurrent urinary tract infections: a meta-analysis », *International Journal of Antimicrobial Agents*, 33 (2), 2009, p. 111-119.
8. Weihrauch, M. R., et Diehl, V., « Artificial sweeteners – do they bear a carcinogenic risk? », *Annals of Oncology*, 15 (10), 2004, p. 1460-1465.
9. En 2012. Source : Centre des registres des cancers.
10. Holger G. Dietrich, *Urologische Anatomie Im Bild: Von der künstlerisch-anatomischen Abbildung zu den ersten Operationen*, Springer-Verlag, Berlin, 2004, p. 20.
11. Shimizu, H., Ross, R. K., Bernstein, L., Yatani, R., Henderson, B. E., et Mack, T. M., « Cancers of the prostate and breast among Japanese and white immigrants in Los Angeles County », *British Journal of Cancer*, 63 (6), 1991, p. 963.
12. Bell, K. J., Del Mar, C., Wright, G., Dickinson, J., et Glasziou, P., « Prevalence of incidental prostate cancer: A systematic review of autopsy studies », *International Journal of Cancer*, 137 (7), 2015, p. 1749-1757.

Composition et mise en pages
Nord Compo à Villeneuve-d'Ascq

MIXTE
Papier issu de
sources responsables
FSC™ C003309